大医生说 女人要好好爱自己

《健康时报》编辑部◎主编

江苏凤凰科学技术出版社

图书在版编目（CIP）数据

大医生说 ：女人要好好爱自己．2 / 《健康时报》编辑部主编．— 南京 ：江苏凤凰科学技术出版社，2018.12

（含章．健康中国系列）

ISBN 978-7-5537-9446-4

Ⅰ．①大… Ⅱ．①健… Ⅲ．①女性－保健－基本知识 Ⅳ．① R173

中国版本图书馆 CIP 数据核字（2018）第 161101 号

大医生说 女人要好好爱自己 2

主　　编　《健康时报》编辑部
责任编辑　樊　明　张远文
责任校对　郝慧华
责任监制　曹叶平　方　晨

出版发行　江苏凤凰科学技术出版社
出版社地址　南京市湖南路 1 号 A 楼，邮编：210009
出版社网址　http://www.pspress.cn
印　　刷　天津旭丰源印刷有限公司

开　　本　718 mm × 1000 mm　1/16
印　　张　13.5
版　　次　2018 年 12 月第 1 版
印　　次　2018 年 12 月第 1 次印刷

标准书号　ISBN 978-7-5537-9446-4
定　　价　36.00 元

序

有健康相伴，才能走得更远！

从祈福到感悟再到守望，从观察到发现再到思考。我们试图用最质朴的探究，用最平实的文字，素描带着我们体温的书刊。

时光流转，一次次时光轮回的自省，一个个回望跋涉的节点上的自律，一点点尝试求证中的自悟，我们在一年年风雨兼程中犹如竹子开花般地成长。

盘点与回望，是为更快、更好地成长，也是为前行的步履更矫健！

一年一度的“健康中国”年度盘点，旨在为我国医药卫生健康产业助力，并基于媒体立场、社会责任、健康促进等原则，全面梳理医药卫生领域、健康领域和健康公益领域的大事、要事、精彩事，也是为“健康中国”的专家们加冕，见证和感悟“健康中国”。而专家们的文稿、讲座、访谈，无不是他们成果和心血的见证，都值得我们重温和学习。

因此，我们满怀感动和敬畏，从历年的报纸中精选出优质文章，从庞大的专家库中优中选优，邀请其著书立说，本套丛书由此诞生。

本套丛书有两大的特点，一是专家阵容非常强大——有上百位专家，且大多数是像洪昭光、向红丁、胡大一、马冠生等一线的健康专家；二是内容覆盖广，实用性强。

从日常饮食到运动健身，从中医保健到心理健康，从婴儿的喂养到老年人的看护……我们始终坚持“以品质聚揽读者，用服务创造价值”的理念，以“锐”的视角，保持“柔”的状态，始终探寻与您最合拍的内容。这是一套不可多得的养生丛书，是老百姓居家养生必读的健康读物。

需要提醒的是，本套丛书中有部分文章、访谈等源自历年的《健康时报》，编辑部在收集整理文稿的过程中，进行了一些小小的修改和调整，与《健康时报》上的文章略有差异。丛书中不妥之处还望各位读者不吝指正，以便在再版时一并改正。

我们满怀喜悦和感动，以青春的矫健，扎实的成长，守望的责任，领跑的姿态，与所有期盼健康的人携手同行，传递生机蓬勃的能量！与这个美丽的时代一道：领跑健康中国！

《健康时报》编辑部

目录 Contents

Chapter 1

好好爱自己，精致保养一辈子

Chapter 2

美容那些事，保证健康才安心

Chapter 3

珍惜“大姨妈”，和谐相处好处多

Chapter 4

关爱乳房，保持舒适体态

Chapter 5

娇养卵巢，留住年轻资本

Chapter 6

暖养子宫，守护健康本源

Chapter 7

避孕是一辈子的事

Chapter 8

备孕，做好准备随心怀

Chapter 9

怀孕，只要稳稳的幸福

Chapter 10

生产是自然的过程

Chapter 11

产后科学调养恢复好

Chapter 12

坦然度过更年期，优雅地慢慢变老

Chapter 13

读懂妇科检查单，从容应对妇科病

Chapter 1

好好爱自己，精致保养一辈子

女人只有好好爱自己，才会真正懂得去关爱他人，也才会被他人珍视和爱惜。好好爱自己，是一辈子的事，从青年到中年，再到老年，每一个时期都要掌握恰到好处的爱自己的方式，才能永远保有一份女人的精致与优雅。择业就业，结婚生子，养育子女，照顾家庭，在人生的每个阶段，不论生活的重心转移到何处，在为社会和家庭奉献精力的同时，女人都要为自己的身心健康留出一点时间，好好保养自己，走好每一步，过好这一生。如果你不知道从何处着手去爱自己，或者不确定目前对自己的照顾是否恰当，那么，就先来看看各位医生给大家的建议吧！

妇产科医生给女孩及女性长辈的寄语

丛青｜复旦大学附属妇产科医院妇科主治医师

作为一名妇产科医生，每当在门诊看到年纪大的患者，我都会想到自己的妈妈、奶奶、姥姥；看到年纪小的，就会想到自己的孩子。我希望她们都能够学会保护自己，避免妇科疾病的伤害。女孩们需要了解如何保护生殖健康，老人们需要了解如何预防肿瘤的袭击。

对女孩说

我一直很想告诉她们，其实有很多妇科疾病都是可以预防的，比如经常遇到的盆腔炎、HPV 感染及其相关的宫颈癌前病变，甚至宫颈癌，也包括少见的梅毒和 HIV 感染。

避孕：以后无论结婚与否，和异性约会时都记得带着避孕套，避孕套是最好的避孕和保护自己的方法，因为它不仅能避孕，更重要的是它的屏障作用。每次性生活，自始至终都要用，以阻断性传播疾病，包括衣原体、淋球菌、人类免疫缺陷病毒（HIV）、人乳头瘤病毒（HPV）的传播，保护生殖道健康，减少盆腔炎、不孕、淋病、艾滋病、宫颈癌、肛门癌、口咽癌、舌癌等疾病的发生。

清洗：请每天清洗会阴，即尿道口至肛门区，因为每天有大小便、分泌物分泌出来，如果不清洗，会阴处皮肤受到刺激，会引发瘙痒。记住清水外洗最好，因为清水最温和，呈中性，外洗已经足够，不要阴道内洗，因为内洗会破坏阴道菌群，导致菌群失衡。

怀孕：怀孕时饮食量和平时差不多，营养全面即可，因为胎儿会主动摄入母体营养，过度饮食只能让自己发胖，加重身体负担，对胎儿也不利。分娩时尽量选择顺产，顺产是一个自然过程，尤其是现在有胎心监护，安全性大大提高，它不会在身体和子宫上留下疤痕，会极大减少产后和以后妊娠的风险。要尽量母乳喂养，母乳喂养有助于降低卵巢癌、乳腺癌、子宫腺肌症、子宫肌瘤等疾病的发生率。

对女性长辈说

中老年女性每年要进行妇科体检。在临床中发现，许多中老年女性误认为绝经后不会患妇科病，因此多年不做妇科体检，直到有明显的不适（如阴道出血）后才到医院检查。一检查才发现是妇科恶性肿瘤。妇科三大恶性肿瘤为宫颈癌、子宫内膜癌及卵巢癌。

宫颈癌：宫颈癌其实发展很慢，从宫颈癌前病变到宫颈癌，往往需要数年甚至数十年的时间，只要定期检查，及早发现问题，就能及早阻断宫颈癌的发展进程。宫颈涂片检查是宫颈癌的常规筛查方法，妇女应每年检查。

子宫内膜癌：最常见的子宫体恶性肿瘤是子宫内膜癌。绝经后妇女只要出现阴道出血，一定要到医院仔细检查，排除子宫内膜癌和宫颈癌的可能。每年做一次彩超检查，有助于发现早期子宫内膜疾病。

卵巢癌：卵巢位于盆腔深部，卵巢癌早期症状不明显，因此早期病变不易被发现。一旦出现症状，常常是晚期，预后较差。凡妇科体检发现盆腔包块，都要进一步检查，以排除患卵巢癌的可能性。每年做一次彩超检查，有助于发现早期卵巢疾病。

其实，只要能在早期发现，很多恶性肿瘤可以通过手术切除等治疗方式得到治愈，可怕的是发现时已经是晚期，此时治疗效果和预后往往欠佳。因此，各位长辈在积极锻炼身体、保持好心情的基础上，应不忘定期体检，守护健康。

主任医师给各年龄段妈妈的建议

张云朗｜东南大学附属中大医院妇产科主任
张亚男｜东南大学附属中大医院乳腺病诊治中心主任
金晖｜东南大学附属中大医院内分泌科主任
陈立娟｜东南大学附属中大医院心血管内科副主任医师

年轻妈妈：关注月经，预防妇科炎症

25 ~ 35 岁是女性生育的黄金期，很多女性在这个阶段准备或已完成生育过程。她们年轻、健康，但是初为人母，在心理和身体上都经历了很多不一样的变化。一不注意，可能就会被妇科炎症缠上身，比如宫颈、阴道、盆腔等部位的各种炎症。宫颈病变是最常见的，例如宫颈炎、人乳头瘤病毒感染（HPV）等，最为严重的就是宫颈癌。只要有性生活的女性，80% 以上都有不同程度的宫颈疾病。专家建议，轻度妇科炎症不用刻意治疗，注意卫生，加强免疫力即可，中、重度妇科炎症患者应到正规医院诊治。每年进行宫颈癌筛查、HPV-DNA 检查。

孕期的新妈妈还容易患乳腺炎，急性乳腺炎是致病菌侵入乳腺并在其中生长繁殖所引起的乳腺急性化脓性感染。由于新妈妈在哺乳时，乳头未清洁干净或乳头破损，细菌可能会趁机侵入，引发感染。预防乳腺炎，早期哺乳和按摩是关键。哺乳期要注意保持乳头的清洁，常用温水清洗乳头，每次应尽可能将乳汁排空。饮食要清淡，易消化，忌辛辣。

月经就像女性健康的“晴雨表”。正常的月经周期和适当的出血量，代表着女性内分泌功能基本正常，月经量过多或过少都应引起关注。

年轻的时候如果压力很大，那甲状腺疾病可能就要找上门了。轻度的甲状腺功能减退一般并没有明显症状，但如果不治疗，病情可能会进一步发展，严重的甲状腺功能减退会导致不孕、心脏疾病等。精神因素对内分泌器官的影响比较大，因此，重要的是保持乐观的心态。

中年妈妈：轻松生活，拒绝乳腺癌

我们常提到“中年危机”，人到中年，上有老人的健康要关注，下有不谙世事的孩子要教育，事业又可能处于上升期，压力倍增，危机重重。更有更年期综合征来捣乱，如果不能好好调整，还可能被乳腺癌骚扰。

卵巢萎缩衰退是更年期提前的罪魁祸首。不要小看更年期综合征的症状，如果任其发展，不适症状会加重，还会产生很多并发症，如代谢疾病、骨质疏松症等。如果 55 岁仍未绝经，应引起重视。绝经延迟常伴有月经过多、子宫肌瘤等，要警惕子宫内膜癌。

40 ～ 50 岁是乳腺癌发病的高危年龄段，常规体检一般难以查出。乳房的自我检查，建议每月一次，一旦有异常就要警觉。以下几点有助于发现早期乳腺癌：乳房无痛性肿块；乳腺外形改变，可见肿块处皮肤隆起；乳头或乳晕部位发生溃疡，经久不愈等。自检的方法是采取仰卧的姿势，用指腹以顺时针的方向按压乳房。如果摸到结节应及时就医。此外，40 岁以上的女性要每年做一次乳腺 X 线检查。

除了乳腺癌，还有一种良性肿瘤——子宫肌瘤，好发于育龄期女性，40 岁为发病高发期，表现为下腹疼痛、月经量增多、经期延长等。一般是由长期、大量的雌激素刺激所致。此外，家族遗传、年龄、染色体突变也是诱发子宫肌瘤的重要原因。

老年妈妈：常检指标，预防心脑血管疾病

随着年龄的增长，女性身体机能开始衰退。这时候感觉身体好多“零件”都不好使了，很多疾病也开始乘虚而入。这时候就需要未雨绸缪，在健康管理方面应当树立“治未病”的思想观念，重点关注心脑血管疾病。

心脏病是女性的一大克星。从更年期开始，女性患心脏病的概率开始上升，每年做心电图等相关检查必不可少。此外，中年女性要特别警惕高血压。

绝经后的女性骨量会逐年减少，骨质流失会造成骨折威胁，尤其是髋部骨折，对 60 岁以上老年人的危害最大。55 岁以上的妇女应筛检骨质疏松症。饮食应以清淡为主，多吃水果、蔬菜，避免高脂肪、高热量食物的摄入。

子宫内膜癌多见于中老年女性，平均发病年龄为 59 岁，约 75% 的患者发生于绝经后。一般症状为绝经期前后的不规则阴道出血、阴道分泌物增多、白带中混有不等量的血；晚期常常出现腹部、腰骶部甚至下肢疼痛等。该病具有发病率高、晚期治愈率低的特点，所以对该病应以预防为主。60 岁以上的女性患高血压、高脂血症、糖尿病的概

率高达 60%，应尽早发现、及早治疗。

母亲节调查

妈妈最希望健康，不给儿孙添麻烦。“母亲节，您最大的心愿是什么？”在一次全媒体调查后，我们发现妈妈们最想要的是健康和聆听。对她们而言，家人的耐心陪伴和用心聆听胜过任何礼物。

老年妈妈渴求儿女陪伴，她们经历过艰苦岁月，希望子女的学业，如今子女已成家立业，她们终于舒了一口气，“世界那么大，我们要去看看”；年轻妈妈希望孩子自由快乐，她们曾经泡在题海中，或挤过高考独木桥，所以希望孩子能快乐地成长。

说说我的健康感悟

范志红｜中国农业大学食品学院副教授

每过新年，老公都会问我：“你想要什么新年礼物呢？”我摇摇头说：“过一年老一岁，有什么可过的！若说想要什么，无非是想要留住岁月，保持健康！”

从健康方面来说，大学时期我过得一点都不好。那时我吃点东西就胃胀，喝点凉水就腹痛，每年只来六七次月经，却完全不懂得照顾自己。研究生时期，我懂了一点营养知识，总算三餐按时定量吃饭了，但心情却很差，身体常出现各种不适。

待人届中年，我才慢慢地懂得要爱护自己的健康。从饮食到运动，从心情到睡眠，我慢慢地改掉那些不利于健康的做法。我不再晚上 12 点以后睡觉；不再让自己过了饭点继续饿 2 小时；不再让自己只吃以精米、白面为主的快餐型食物，远离油炸、烧烤和甜食；不再几天连续坐在电脑前，每周至少要有 3 次 40 分钟以上的有氧运动；不再因为别人的无聊闲话和不公评价而失眠；不再责怪自己的过失和缺点，努力弥补错误，提高自己。

人衰老后，头发可以染，皮肤可以美容，甚至拉皮，衣服可以穿得年轻，但人的精气神和体能没法作假。刘晓庆被人怀疑整容，但没有人能够否定她能够连续打两个小时网球的体能，也没人能忽视她那紧实流畅的肌肉线条。多余的脂肪可以抽掉，而松垮的肌肉至今还没有什么医疗方法来收紧，除非长期坚持健身锻炼。

的确，人的生理年龄可以和真实年龄差异很大，这一点，用体脂计、骨密度测定仪器等都可以测定出来。和刘晓庆一样，坚持抓住青春尾巴的朋友还有很多。一位网友告诉我："运动是预防骨质疏松的最好办法。我今年 46 岁了，去年体检时进行骨密度测试，结果显示我的骨密度是 20 岁的骨密度。"科学的饮食和运动，积极良好的心态，不仅仅让人有年轻的骨骼、韧带和肌肉，年轻的血管，年轻的心肺功能，还能有年轻而正能量的思维能力。

去年 12 月 11 日在北京体育大学的测试表明，我的 BMI（身体质量指数）是 20.3，体脂肪含量是 22.5%，肌肉量正常，骨密度和体能还在年轻水平，患心脑血管病和糖尿病的风险为低水平。但是，可能由于年底工作繁忙，近期健身次数较少，握力、台阶试验和坐位体前屈的数据都比两年前略有下降。

在新的一年，让我们从今天开始选择健康的生活方式，这才是给自己最好的礼物！

女人再忙也要善待自己

范志红｜中国农业大学食品学院副教授

这年头，女人常被要求"十项全能"，要有工作业绩，要家务不乱，要教育孩子，还要美貌出众，窈窕迷人。加班赶活，家事缠身，频繁出差……全能女人，还有时间运动健身吗？还有机会按时吃饭睡觉吗？其实，只要自己有心，无论什么情况下，都能想出办法，关爱自己的健康。不信的话，你就来听我说。

对策一：把握任务之间的空闲时间

某日上午，我在城东有个讲座，下午晚些要赶飞机去外地。讲座结束，吃过午饭，距离飞机起飞的时间还有 5 个小时。如果回到家里，或者回单位之后再去机场，来回交通就要花去 3 个小时，显然很不合适。如果待在原地，去机场只需 45 分钟，还有 3 个多小时的富余。这时候，该干些什么合适呢？

找个咖啡馆，坐下来打开电脑继续工作，或者上网浏览网页、刷微博、发微信，恐怕会是大部分人的选择。可是，日常工作本来就经常面对电脑，再静坐 3 小时，实在太不健康。

就近找个按摩店，做个 2 小时的足底按摩，再安静休息一会儿，相比之下就好得多。

或者找个美容院，做一套美容程序，正好将近 3 小时。如果近日工作紧张、睡眠不足，做美容既能睡觉又能放松，算是个有利养生的选择。

不过，我的选择是运动。背着约 10 千克重的行李包，找个车流量不大的道路，一直走到附近的公园，转了 1 圈，共计快步走 1 个半小时。虽然我穿得比周围的人略少，但因为背着包，还是走出了一身汗。

从公园出来，找了个小宾馆，开了钟点房，洗了澡，调好闹钟，安心午睡 1 小时。醒来之后神清气爽，脸色红润，于是对镜微笑，感觉非常幸福——这是一种因为身心健康而流露的本真幸福。

对策二：赶飞机前提前做好预案

凡是赶飞机的人，谁没遭遇过飞机晚点？不知道什么时候能吃饭，不知道何时能睡觉……饥饿会令女人失去耐心，烦躁易怒，失去淑女风范；而失眠折磨得女人们脸色憔悴，疲劳不堪。

其实，我们何必要依赖飞机上那一餐并不美味的餐食呢？考虑到飞机起飞的时间临近用餐钟点，不妨在去机场前先吃点东西，或者在机场提前用餐。所谓肚里有粮，心中不慌，吃饱之后，情绪会稳定很多。那些为了飞机晚点而大吵大闹的人，通常都是腹中空空、“饥”火中烧的人。

即便不想在机场吃饭，也可以携带一些苹果、香蕉、牛奶、酸奶，还有一些果仁、红枣、莲子、栗仁之类。别指望航空公司给你送来盒饭。即便送来，时间也早过了饭点，而盒饭内容也几乎都会令人失望。

如果晚点时间不长，就不妨在机场里进行长走锻炼。在偌大的航站楼转两圈，往往就要半小时以上。连续走上 1 小时，一天的运动量就基本满足。待登机通知响起时，健身的成就感会充分抵消飞机晚点带来的烦恼和沮丧。

对策三：预计要熬夜，提前主动休息

有的时候，因为飞机晚点，或者是加班准备会议发言的缘故，晚上无法按时睡觉，而这样往往意味着容易失眠，至少是睡眠时间不足，第二天就会脸色暗淡，精力不足。

既然我们能够预计到有熬夜的可能性，那么就要提前休息，做好准备。出发前头一天晚上，一定要早点休息，把觉睡足。出发前的中午，最好能睡个午觉。

如果没有机会午睡，不要自己开车去机场，最好打车或乘坐地铁，可以有机会闭目养神，甚至小睡一会儿，能有效地增加精力。在火车上、机场里和飞机上也要尽可能地闭目养神，避免长时间盯着手机或者平板电脑之类的电子阅读器，因为它们会让人精神疲劳，而且更易出现失眠情况。

如果熬夜的时候饥肠辘辘，需要补充宵夜的话，也要做好选择，可以补充牛奶、水果，或者燕麦莲子粥、五谷杂粮磨的糊糊等，对预防睡前饥饿很有效。

所谓“预则立，不预则废”。哪怕在密集的旅程之间，只要多一点养生理念和安排智慧，女人真的可以让自己总是神采奕奕，顾盼有神。

有人说我特喜欢替女人打算，其实以上对策对男人一样适用。照顾自己的道理，无论性别都一样。

百般实用是围巾

艾素｜健康时报驻空军总医院特约记者

秋风起，关于围巾的话题逐渐多了起来。尤其是如何用围巾装扮自己，吸引了众多读者的眼球。作为女人，我偏爱围巾，在我看来，颈间任何一条颜色的围巾都会给人们带来美丽。但围巾的作用可不仅仅局限于此，它与我一起创造了各种风情……

一年四季随身携带围巾

在我的包里，永远放着一条喜欢的长款围巾。遇到太阳曝晒时，打开来披在身上防晒；在空调房里，可把它当作一件空调衫，把自己裹住；遇到雾霾天，把自己包裹起来，抵御雾霾对皮肤以及呼吸道的侵袭；在海边，将丝巾巧妙地围在腰际，俨然一条飘逸脱俗的沙滩裙；有时恰巧出席活动，可以将围巾松散地环绕颈项，显得风情万种；在一些很特殊的环境需要照相留念时，围巾还可以充作道具，让画面显得富有生机。试想一下，用一条美丽的围巾做背景拍摄合影，该是多么美丽、浪漫。

出差在外必带三条围巾

去年，陪家里老人去三亚，出门时，婆婆对我随身携带三条围巾很不理解。到达目的地的当天晚上，我把围巾当作枕巾铺在婆婆的枕头上，爱干净的老人家心满意足地睡了个好觉。三条围巾，质地不同，各有各的用途。我一般会带真丝大方巾、长款丝巾、长款厚披肩。除了可以防晒、防蚊虫叮咬、防风寒之外，围巾还可以让我们在宾馆住得安心、放心。就像冬天北京的雾霾天，我是从来不戴口罩的，一条围巾足以满足我的全部需求。

漂亮围巾有多重作用

除了为美丽加分之外，围巾还有很多特殊的作用。在紧急情况下，当有人摔伤甚至骨折的时候，围巾可以作为抢救用品为患者包扎或者固定骨折部位。乘坐飞机托运行李时，将一条鲜艳的围巾绑在托运的手提箱把手上，很容易就能辨认出来。乘坐飞机时，围巾又成为飞行期间的小卫士，既可以搭在身上保暖，又可以充当眼罩，帮助休息；或者卷曲起来保护颈项，折叠起来垫在腰部。

围巾是身体最好的保护

天凉时，冷空气毫不犹豫地通过我们的领口或者袖口，刺激着我们的身体，使我们打起了寒战。一条柔软的围巾围在颈项，就可以有效阻挡寒气的侵袭。除此之外，围巾还是腰腿病患者的好朋友，可以巧用围巾制作腰围，尤其那种柔软的羊绒围巾，冬天围在腰际会让人感到很舒服，还不影响正常活动。女士们还可以将漂亮丝巾当作冬季大衣的腰带，围在腰间，既保暖，还可以展示婀娜的腰身。告诉你个秘密，有些时候我们贴身用金属扣腰带的时候，很容易导致腰腹部皮肤过敏，可以用一条漂亮的真丝围巾做腰带，既舒服又好看。

围巾还为家居装饰增添色彩

买那些大大小小的围巾，不完全是为了装扮自己，其实，家居中使用围巾的地方也非常多。比如，将漂亮的丝巾包裹住沙发靠垫，会让家居增加一抹别样色彩；家里拍摄的全家福、字画等，可以用美丽的丝巾衬托装裱起来；丝巾还是一个好看而别致的香囊或者美丽的除味包包，可以将好闻的香料（樟脑木片、干花或者熏香，除味时可包裹活性炭包）用丝巾包裹并打上花结，放在房间里、衣橱内、整理间或卫生间里，散发淡淡的香味的同时，还很养眼。建议用花色艳丽的长款丝巾，把需要打包的香料或者除味剂放到丝巾里，然后用漂亮的丝带一段一段地结好并对接成环状，挂在房间也是件不错的摆设。

围巾的颜色原本就很多样，无须精挑细选，都很夺人眼球，可以把生活装点得无比灿烂。

多汗女人要补益阳气

王超凡｜河南中医学院第一附属医院整形美容科主任医师

女人平时多出点汗对身体是有好处的，但是有些时候出汗却不是一种正常情况。比如，有些女性会在睡觉或心慌的时候大汗淋漓，这时就要格外注意了。

汗液是由津液转化而成的，“心之所藏，在内者为血，发于外者为汗，汗者心之液也”。也就是说，汗与心脏、血液有着密切的关系。如果出汗过多，就会出现气血不足、心慌、气短等健康问题。更年期的女性为什么在身体多汗的时候还会同时出现心慌、脸红、气短等症状呢？其实这都跟心脏的健康有关系。

有的女性朋友很容易出汗，而且出汗量很大，这都是因为身体阳气虚弱，阳气管不住阴气，阴阳不能平衡所导致的。这时候就会“阳不敛阴，气不摄津”，所以调理阳虚多汗症的原则就是补益阳气。

在这里给大家推荐一个温阳、通经、补血的方子。具体做法也很简单：取桂枝 9 克、芍药 9 克、甘草 9 克、生姜 9 克、红枣 2 枚，将这 5 味药放在一起，入锅煎煮，然后将煮好的汤药滤渣，早晚各服用一次就可以。

这个方子是一个古方，叫作桂枝汤，比较适合有点怕冷还爱出汗的女性朋友服用。喝上 10 天左右，出汗怕冷的情况一般会有所改善。如果没有改善，还是要去医院请医生进行进一步的检查治疗。

但这个方子也不是万能的，内热重、有严重口气的女性就不适合服用此方。

不会生活腰受累

程志安｜广东省中医院骨科主任医师

生理期不要捶腰背

不少女性会在经期出现严重的腰酸背疼现象，此时可能会选择他人按摩或是通过自己捶打的方式来舒缓腰部疲劳、酸胀感。

女性在月经期出现腰酸现象非常正常，这是由于盆腔充血所引起的，此时盲目大力按摩或捶打腰部，会导致盆腔充血更加严重，反而会使腰酸背疼现象加剧。此外，此时按摩还可能引发皮下出血，且不利于子宫内膜剥落后的修复，若按摩方法不得当，甚至可能出现经期延长等情况。

不穿高跟鞋

穿上高跟鞋后，骨盆会向前倾，重力线会向前移。为了维持稳定，女性势必采取挺胸、翘臀和腰向后伸等姿势重新建立平衡，女性的曲线美因此得到了最佳展示。但在这美丽的背后，整个脊柱开始加速退行性改变，腰椎维持过度而持续的后伸状态，使腰肌长期处于紧张收缩的状态而出现腰肌劳损。检讨自己平时的穿鞋习惯，建议女性日常生活中不要穿尖鞋头、鞋跟高于 5 厘米、鞋子材质过硬的鞋子。建议平时穿圆形或方形鞋头的平底鞋或鞋跟 1 ~ 2 厘米的带跟鞋，也可穿着具有辅助支撑、保护功能的运动鞋。

梳妆台调整至合适高度

作为女性使用较多的卧室家具，梳妆台一直受到很多人的关注。因为每个人的坐姿和身高不尽相同，所以梳妆台的高度选择是很重要的。建议在选购时，最好先亲自体验后再确定所需尺寸。

此外，检查厨房橱柜、写字台以及电脑桌等的高度。尽量配合自己的身高选择适当高度的家具，避免高度不适对自己做家务和学习工作造成影响。

调睡姿，仰卧配腰枕

睡眠最好以侧躺方式，弯曲身体，侧卧在床垫上。床垫过软或过硬时，最好调整床垫硬度。如果习惯仰卧，就要把枕头垫在膝盖后方，让脚部稍微提高，或者在腰的后面垫一个小软枕。

在温水中泡澡时，时间勿超过 15 分钟，最好搭配芳香化气、舒经活络并且气味清香的中草药，或者植物精油、植物浴油，有助于减缓腰痛。

女性睡姿有讲究

吴琼｜北京大学首钢医院妇产科主任医师

人在睡眠时，姿势是各种各样的，但大体上归为 4 种：仰卧、俯卧、左侧卧和右侧卧。到底哪种姿势对身体最有利呢？我们来逐一分析。

仰卧位：和子宫后位无关

这种睡姿比较多见，占人群的 50% ~ 60%。这样睡不会压迫到身体的任何脏腑器官，应该是比较健康的睡姿。有人说，仰卧位会造成子宫后位，这是没有科学依据的。

因为子宫的位置是前位或后位，是由固定子宫的 4 对韧带决定的，4 对韧带合力的结果使得子宫保持一个前位、中位或后位的位置，与睡姿关系不大。

但仰卧位的缺点是：有人习惯把手放在胸部，可能会引起噩梦，影响睡眠；有人习惯枕高枕头，不利于颈椎健康；胖的人，软组织较松弛，仰卧时，舌根后缀，易打呼噜，甚至出现呼吸暂停的现象。

俯卧位：伤乳房、伤心脏

这种睡姿的人比较少，约占 5%。趴着睡，会压迫胸廓，导致心脏及双肺活动受限，影响心肺功能，影响呼吸和血液循环，人会出现胸闷、憋气、呼吸不畅、心前区不适等症状。对于女性朋友，俯卧位还压迫乳房。乳房受压，影响它的血液循环。青春期前，乳房长期受压，会影响乳房发育，影响乳房形态。月经期，乳房充血，如果受压，会使血流不畅，长此以往，可能会出现乳腺结节。

左侧卧：孕后期最佳体位

左侧卧的人占人群的 20% ~ 30%，大家知道，心脏处于整个胸廓的左侧，如果左侧睡，心脏的位置低，要想保证全身的血液循环，心脏的做功就会加大，会加重心脏负担。对一些老年人、有心脏病的人，尤其不建议采用左侧卧睡姿。

但对于孕中后期的女性来说，如果仰卧，增大的子宫会压迫下腔静脉，导致回心血量减少，会导致仰卧位性低血压，这会使胎盘供血减少，严重的会造成胎儿宫内缺氧。也不建议右侧卧位，因为怀孕中晚期，增大的子宫呈右旋状态，右侧卧则可能压迫右侧输尿管，导致输尿管扩张，甚至肾积水，所以孕中晚期的孕妇建议左侧卧位。

右侧卧：日常健康睡姿

这种睡姿是大多数人比较认可的一种健康睡姿，主要是因为它不会压迫到心脏；胃通向十二指肠以及小肠通向大肠的口都是向右侧开，有利于胃肠道的正常运行，有利于消化；肝脏位于右上腹，右侧卧位时它的位置低，有利于肝脏的血液灌注，有利于体内营养物质的代谢。因此保持右侧卧位，对身体健康更有好处。且对于孕早期的女性来说，此时子宫相对较小，右侧卧位为好。

睡姿不是一成不变的。人的睡姿是一种习惯，是可以有意识地养成的。所以，从小就养成右侧卧位的好习惯，是获益一生的。

高跟鞋——从头伤到脚

郑世江｜山西省中医院疼痛科副主任医师、医学博士

高跟鞋对女性魅力的提升不言而喻，它在带来美感的同时，对人体关节的影响也是全方位的。女性应尽量少穿高跟鞋，特别是 40 岁以上女性，应尽量不穿高跟鞋。

现在有些高跟鞋的高度达到了十几厘米，人体的前倾度进一步加大，重心再次上移，就会影响到颈椎，很多女性甚至出现了颈肩肌肉劳损和颈椎病。对于工作需要穿高跟鞋的女性来说，可采取平底鞋与高跟鞋交替穿的办法，除了在社交、礼仪等特定的场合外，建议少穿高跟鞋。选购高跟鞋时，跟高最好不超过 3 厘米。

下班回到家后，应该换上松软的平底鞋，在小区里倒走几十分钟，或是睡觉前用热水泡脚 20 分钟，按摩下肢和足部的肌肉，也可起到缓解肌肉疲劳的作用。

穿高跟鞋还会对腰部造成损伤。穿上高跟鞋后，行走时重心被迫从胯部上移至腰部，腰椎处在紧张状态，时间越长，腰部肌肉和腰椎受到的损伤越大。到最后，就发展成腰椎间盘突出、骨质增生（骨刺）。很多慢性腰肌劳损、腰椎间盘突出症的女性患者多有长期穿高跟鞋的生活史。把高跟鞋换成平底鞋后，腰痛等症状一般会明显减轻。

高跟鞋对膝关节也有很大损伤，随着人体重心上移，小腿和大腿肌肉紧张，膝关节周围韧带持续拉升，关节磨损加重。需要经常上下楼梯的女士更是如此。下楼梯时，人重心下移，全身重量集中在膝关节，高跟鞋落地的一刹那，膝关节振动幅度最大，因此，穿高跟鞋下楼梯的女士，膝关节承受着比穿平底鞋多几倍的磨损。

脚部不适是穿高跟鞋最典型的反应，刚开始穿高跟鞋的女性可能会有踝关节、脚趾关节肿胀、疼痛不适等症状，后来变为持续性症状，即使晚上躺在床上，脚也是疼的。脚踝、脚趾关节活动会因为高跟鞋而受到一定影响，受力不均匀，来门诊看病的女性有很大一部分是因为穿高跟鞋而出现了踝关节扭伤。高跟鞋人为地将脚后跟垫高，造成人体往前倾斜，当人穿上高跟鞋后，自然而然地，膝盖就会略微弯曲，而腰则会向后仰。脚跟抬起，脚趾就一直处于弯曲状态，长此以往，脚趾就会发生变形。

多做仰卧起坐，少得妇科病

吴江平｜南京市妇幼保健院妇女保健科主任医师

很多人把仰卧起坐作为瘦腹的好方法，的确，仰卧起坐能锻炼腹部肌肉，使腹部肌肉收紧，更好地保护腹腔内的脏器。除了有这个好处，女性经常正确地做好仰卧起坐，还能预防妇科病。

美国《预防》杂志曾刊登的一项研究发现，86% 长期做仰卧起坐的女性，妇科病的发生率比不做该项运动的低 55%。这是因为做仰卧起坐能锻炼腹股沟，这个部位有许多毛细血管和穴位，运动能加速血液流动，从而缓解妇科疾病，比如盆腔炎、阴道炎、宫颈疾病等。

仰卧起坐看似简单，想做好实际是有一定难度的。日常做仰卧起坐需抓住以下几个要点。首先，双手不抱头，虚放在耳边，这就需要腰腹部肌肉更加用力。其次，双腿屈膝，且越紧越好，以便腹股沟、盆腔部位的肌肉得到更好的锻炼。另外，做仰卧起坐时如果呼吸节奏掌握不好，体力会下降得非常快，从而达不到动作的预期效果。在做时，身体前屈时应呼气，仰卧时应吸气。如果机械地在仰卧时完成整个吸气过程，会不利于动作的完成。因此，为了提高动作的质量，还必须注重呼吸技巧，即向后仰卧的过程中开始吸气，肩背部触垫的瞬间屏气收腹、上体逐渐抬起，当上体抬起至腹部有胀感时，快速呼气，向前引体，低头完成动作。建议每天做 3 组，每组 10 个，每组间休息 2 分钟，贵在坚持。

不过，经期不要做仰卧起坐，因为剧烈的运动有可能使经血从子宫腔逆流入盆腔，子宫内膜碎屑也有可能种植在卵巢上形成囊肿。做时不宜过猛、过快，若脊椎有问题或出现骨质疏松，应遵医嘱。

如厕细节有讲究

谭先杰｜北京协和医院妇科主任医师

在使用马桶的时候，人们或多或少都可能经历过这么一件尴尬事儿：水花溅到身上，特别是在外使用公共马桶时很多人不愿坐在马桶上，这事发生的概率更大。而马桶里看似干净的水，其实都存在着各种致病微生物，如病毒、细菌、支原体、衣原体等。

如果女性自身免疫力很低，这些溅起的水花中的病菌就可能通过生殖道感染至阴道，再逐渐感染到宫颈；若控制不好，还会感染到宫腔，治疗不及时或不正确，就会上行到输卵管、盆腔，引起盆腔炎等问题。

曾有位患者感染了人乳头瘤病毒（HPV），人乳头瘤病毒一般通过性传播，而据她所言，她一直单身没有性伴侣，并提到一次公共如厕时曾感到水花溅起。如果在她之前如厕的人感染了人乳头瘤病毒，马桶水中病毒含量很高，加上马桶没冲干净，黄女士免疫力较差，这就可能是其被感染的原因之一。

有些女性看到这里就很担心了，那可怎么办？还敢不敢用马桶了？其实，这只是感染病菌的可能因素之一，而且被感染需要同时具备两个条件：病菌含量足够高，女性自身免疫力非常低下。不是被马桶的水溅到就会感染，重要的是每个人的抵抗力。对于一般人群来说，感染的概率其实是非常低的，大家不必因此对公厕里的马桶产生恐惧。

为了预防如厕时水花溅起，还有两个办法可帮助解决。很多人都用过马桶坐垫纸，但大多都用错了。正确的做法是，将马桶坐垫纸铺在马桶垫圈上，撕开中间前方粘贴部位，就可使用了，可以防止水花四溅。没有马桶坐垫纸，可用随身带的小包纸巾，打开一张平铺在马桶水中，就可以解决水花溅起的问题。

相关阅读

用公共马桶会得传染病吗？

在外面用公共厕所是常事，许多人在使用公共马桶时，都担心不清洁而被传染上一些性病和皮肤病，特别是对女性而言。皮肤性病科专家表示，理论上的确有被传染的可能，前提是满足传染的基本条件，不过实际生活中被传染的可能性很低，临床中基本没有碰到。如果皮肤本身有破溃，建议外出还是用蹲厕较为卫生。

每个女人都需要了解的式子：16+18=85

国内85%以上的子宫颈癌都是HPV16和HPV18感染引起的。HPV感染后，大部分女性会在9～16个月内，通过自身免疫力将病毒清除。但也有5%～10%的病毒，因自身免疫因素或其他因素而不能被清除，并在体内维持高水平病毒载量，导致HPV持续感染，最终发展为宫颈癌。30～60岁女性应定期进行细胞学检测和高危HPV-DNA分型检测。

为了自己消消气

崔玉艳｜健康时报驻东南大学附属中大医院特约记者

我们在劝人消气时常说“消消气，别气出病来”，可是你知道生气能气出哪些病吗？来听听下面的故事，下次再劝人消气的时候，给她讲讲这些案例，或许会更有效。

气饱了？坏了消化系统

故事1：李女士最近总感觉吃一点东西就饱了，这种情况是从儿子上次摸底考试考砸了开始的。儿子马上就要高考了，李女士心里又急又气，饭量明显减少，吃点东西就会觉得肚子胀、不消化。到医院做了消化系统的检查，也并没有发现器质性的问题。

中大医院消化科主任医师陆枫林介绍，当检查结果正常，但是确实有症状存在，并且用药效果不理想的时候，要考虑可能是功能性消化不良。这种情况一般不会迁延成器质性疾病，给患者带来的危害集中表现为上消化道症状，以及可能对生活质量造成的影响。部分患者因为功能性消化不良，导致进食减少、消化吸收效率降低，并进一步引发不同程度的营养不良。如果精神诱因不能去除，功能性消化不良就容易反复发作。

气炸了？心脏遭殃

故事 2：今年 40 多岁的李梅是外企中层，面对上层的压力，部下工作的不认真，脾气日益变大。前段时间，她感觉胸口阵阵疼痛，急忙到医院检查，竟是心梗。

中大医院心血管内科主任医师汤成春介绍，人的情绪受到影响，容易出现睡眠不足、精神紧张等症状，如果再不养成良好的生活习惯，心脏病就可能会缠上身。

太过繁忙、紧张、高压的工作，会不断刺激人的交感神经。如果始终处于高度紧张状态，交感神经长期太过兴奋，就会导致心脏负担过大，心率加快，甚至产生心律失常。长此以往，心脏就会受到损害，导致意外心脏事件的发生。部分突发性心脏病患者猝死就是因为连续熬夜、情绪激动、紧张，诱发了神经功能失调，导致冠状动脉发生痉挛，心脏突然缺血而猝死。

更年期火气大，小心乳腺找麻烦

故事 3：冯女士今年 48 岁了，女儿也到了谈婚论嫁的年龄。可是，冯女士一直对准女婿不太满意，不同意这门婚事。为这事儿，母女俩生气生了三个多月，而她近期也感觉乳房愈发疼痛。

中大医院乳腺病诊治中心主任张亚男介绍，当女性总是处于怒、愁、忧、虑等不良情绪状态时，就会抑制卵巢的排卵功能，孕酮分泌减少，使雌激素相对增高，从而导致乳腺增生。

雌激素的不断增加，使乳腺纤维瘤的发病率持续走高。如今，随着环境污染的加重、反季节食物的增多，特别是生活、工作的持续高压，很多女性体内的雌激素处于不稳定状态，内分泌非常容易出现紊乱，乳腺纤维瘤也就不期而至了。

此外，长时间工作、熬夜、高强度脑力劳动、不合理的作息习惯等，都是导致内分泌系统失调的帮凶。因此，从某种程度上说，早熟的少女、压力大的女白领、心情郁闷的女性等，都是乳腺纤维瘤的高危人群。

一言不合就吵，色斑就来报到

故事 4：门诊中曾遇到一位中年女性，因为家务事很容易生气，但又没有地方可以诉说，一段时间后就开始慢慢发低烧，又经过一段时间，发现脸上明显长了许多斑，特别是眼睑部位。

中大医院中医内科副主任医师朱欣佚介绍，正所谓气大伤肝，肝失疏泄、气机阻滞，造成气滞血淤，进而面部就会出现色斑。当人们处在情绪的低谷时，任何药物对色斑的治疗都显得不尽如人意。

生气时，血液大量涌向头部，因此血液中的氧气会减少，毒素增多。而毒素会刺激毛囊，引起毛囊周围出现程度不等的炎症，从而导致色斑问题。

压力大、脾气大，甲亢也来凑热闹

故事 5：小华今年参加高考，但在考前总是莫名地对父母发脾气，并且内分泌系统也发生了紊乱。父母带着小华到医院检查，结果发现是甲亢（甲状腺功能亢进症）。

中大医院内分泌科主任金晖介绍，高考前在门诊就经常碰到甲亢的学生患者，女学生会多一点。这些女学生的脾气大多是由于考前压力造成的，压力通过中枢神经系统对各内分泌腺产生巨大的影响，从而影响身心健康，引发身心疾病。

如患有甲状腺功能亢进症，持续压力会改变下丘脑的促甲状腺素释放激素及腺垂体的促甲状腺素的分泌状态，引起甲状腺激素的大量分泌，这种激素可以抑制免疫细胞。

女人为何易显老

佟彤 | 中医养生专家

生活中不止一位女性诉说，老公平时不怎么护理，甚至连最普通的护肤霜都不用，但他们的皮肤还挺好，没有干纹出现，走在一起，常被误认为比老公年纪大。

细细观察，这样的情况并不少见，平时不断更换保湿产品的女人，皮肤却时时有缺水的问题，又是什么原因呢？根本原因，就是男性的“无感蒸发”比女性好。

“无感蒸发”是人体由内而外地散发热量的过程。只要人活着，即便处于睡眠中，“无感蒸发”也存在，可以说，它是人体自己具备的一种由内而外的皮肤保湿办法。代谢旺盛、身体壮实的人，“无感蒸发”的能力一般较强。这就好像一个旺盛的火炉，能把身体里的热以水分的形式散发出去。相反，如果一个人代谢较差、功能低下，他的“无感蒸发”能力一般较弱。男性的“火力”比女性普遍要旺，所以他们的“无感蒸发”能力一般要强于女性，因此他们也就有先天的皮肤保湿优势。

特别是过了 35 岁，女性面部的“无感蒸发”能力逐渐减弱，憔悴、皱纹的出现都与此相关。“黄脸婆”往往也就从这个时候开始出现。那怎样提高自己的“无感蒸发”能力呢？具体说就是，即便女性还年轻，也不能过食生冷食物，这是直接伤脾气的。过食生冷食物导致的恶果，一般会在 35 岁之后出现，因此，节制生冷食物要从年轻时就开始。

另一个办法就是坚持锻炼，及早养成锻炼的习惯。年轻人可能拿不出时间专门锻炼，那至少要抓住所有可以运动的机会，比如距离不远的话，走路上班，或者给自己规定：两三公里以内的距离绝对步行。只要这些习惯养成了，女性朋友就能在不吃药的前提下，最大限度地保护、提高自身机能，提升“无感蒸发”的能力。

为何你比别人老得快

钟卫红｜佛山市中医院皮肤科副主任医师

都说岁月是把“杀猪刀”，可这把刀好像对有些人比较残忍，对有些人却很偏爱。同龄的两个人，可能看上去相差十几岁。这时不要急着感慨时光的残忍，还是先检讨一下自己的生活方式吧。

经常熬夜

常言道，美女是睡出来的。人在睡眠时，皮肤在进行自我修复和代谢。此外，晚上 10 点到凌晨 2 点是细胞代谢最为旺盛的时候，抗氧化的褪黑素分泌量增加。如果长期该睡不睡，睡眠总量不达标，必然影响肌肤的代谢和再生能力。

对日晒不设防

光老化对女性皮肤的影响不容忽视。皮肤在长期暴晒后干燥缺水，出现深而粗的皱纹以及难以消退的色素沉着，这是暴晒过度的“后遗症”。阳光中的紫外线对皮肤的伤害较大，可加速皮肤的老化。

嗜好抽烟

美国曾对抽烟与不抽烟的双胞胎进行对比研究，结果发现抽烟组比不抽烟组看起来老了 57%；在都吸烟的双胞胎对照组中，抽烟时间较长的一组比抽烟时间较短的一组看上去老 63%。香烟中的尼古丁对皮肤的胶原蛋白、给皮肤细胞输送氧气和营养物质的血管都有破坏作用。

饮食重口味

吃香喝辣，偏爱煎炒油炸，容易引起“上火”，使皮肤出现暗疮等状况。饮食过咸可使体内的钠离子增加，导致面部细胞脱水。过量摄入糖则会引起“糖基化”反应，导致皮肤老化、松弛、失去弹性。此外，不加节制的高油、高糖饮食也是使人发胖、导致脱发的重要原因。

不爱运动

适量运动可加速皮肤血液循环，促进新陈代谢，减少体内钙质流失，使体态保持轻盈挺拔，保持健康体魄。平日缺少运动则难以获得上述好处。

烫发染发过勤

有的女性喜欢“折腾”头发，一会儿拉成“清汤挂面”，一会儿烫成波浪卷，一会儿染黄，一会儿又染成黑色。有的中年女性出现白发后不能容忍，白发一冒头就去染发。过勤地烫发染发对头发损害较大，会加剧其老化速度，使头发变得稀疏、毛糙、暗淡无光。

过度减肥

不少女性过于追求纤瘦的身材，对自己实行严格的节食减肥，导致体内脂肪严重不足，影响雌激素的分泌，甚至引发闭经，转而抑制卵巢的排卵功能，造成卵巢功能早衰，最终加速女性全身衰老的速度。

精神压力大

“一夜白头”并非耸人听闻，巨大的心理压力和长期的精神紧张会使人迅速变老，让更年期提早到来。俗话说“笑一笑，十年俏”，内心平和快乐、宽容善良、情绪稳定对维持女性的内分泌平衡十分重要。

保养保健意识差

不注重体态仪容的修饰，缺乏养生保健和保养的意识，所谓“人未老，心先老”，过早地放弃自己，任由体重飙升，身材走样，容颜衰老，只能使健康状况每况愈下，甚至患上各种慢性病。人生的路很长，有保养保健的意识和习惯才能走得更好。

女性发福，35 岁是个坎

孟化 | 北京友谊医院普外科主任医师

明星们发福的照片经常在网上热传。曾经的“女神”步入中年后，脸型和身材已经完全走样，让人大跌眼镜。中年发福真的是每个女性都绕不过的一道坎吗？

35 岁到 40 岁是易发福的关键期

女性一到中年，都容易噌噌地不断长胖。事实上，女性到了 35 岁，在生理上，身体内的各个器官机能就开始走下坡路，相应的代谢也会受到影响，身体热量的消耗会减少，导致很多脂肪堆积在腹部、臀部和大腿部并难以消耗，因此容易发福。

特别是到了 40 岁，由于女性步入更年期，卵巢功能减退，内分泌和激素代谢水平的改变，也是造成中年女性肥胖的原因之一。因此，如果中年女性不注意饮食、运动，特别是偏爱甜食，发福在所难免。

如果 BMI 指数在 25 ～ 28 之间，建议通过运动和改变生活方式降低体重。譬如控制含糖饮料的摄入，绿茶、红茶以及运动饮料要少喝。而且，中年女性一般都是家里的大厨，肘子、红烧肉等高脂肪、高热量菜肴的摄入要严控。

精神懈怠是易发福的主要原因之一

除了身体代谢的因素，精神懈怠也是发福的主要原因。大多数女人结婚后，生活重心回归家庭，久而久之容易精神懈怠，放松对身材的严格要求，这也是导致肥胖的重要因素之一。

饱受中年发福困扰的倪萍曾在一档节目录制时不避讳地谈到自己发福的原因。原来她在怀孩子的时候心情放松，待产安逸，还在饮食上大补一通，导致体重飙升。倪萍当时并不在意，却在生完孩子之后感叹体重难以减下。

想拥有魅力的女人要保持一定的紧迫感，因为如果男人厌倦一个女人，往往从厌倦其身体开始。

减重手术帮助解决过度肥胖

中年女性发福甚至肥胖，该如何减重？一般 BMI 指数在 28 以上的糖尿病患者建议手术；BMI 指数在 32 以上的单纯肥胖患者也建议手术。像张惠妹这种带有遗传性肥胖基因的家族性肥胖无法预防，也适合进行减重手术。

减重手术在国外推广多年，长期临床实践证明其能够显著减轻体重，有助于降低血糖、血脂、血压。但提醒大家，减重手术并非一劳永逸，在施行减重手术之后，还是要管住嘴、迈开腿，才能保持术后效果。特别是中年肥胖且合并各种慢性病的女性，可咨询就诊。

Chapter 2

美容那些事，保证健康才安心

爱美是女人的天性。对美的追求本身无可厚非，但是在美容美体的背后也暗藏着危机，若是为了换取一时的美丽而损害了自己的身体健康，实在是舍本逐末、得不偿失！美丽诚可贵，健康价更高。女人在通过各种方式变美的同时，首先要保证其对身体健康无伤害，这才是对自己负责的态度，才是爱自己的正确方式。在科技发达的现代社会，面对琳琅满目的美妆护肤品、日益流行的高科技整容技术，我们到底该如何辨别其真伪？如何选择适合自己的美容方式？下面我们就请各位专业医师来给大家支支招，看看怎么在保证健康的同时，最大限度地追求美丽。

变美要里子面子一起抓

王朝霞｜空军总医院美容内科主任医师
刘金爱｜空军总医院美容内科副主任医师

想皮肤变白，就多涂些 BB 霜把斑点“一遮净”？想减肥，就疯狂奔跑、华丽饿倒，指望几天就瘦成一道闪电？美容瘦身绝非如此简单。

暑期整形美容门诊大热，但火热求美之心的背后，少不了冷静思考、谨慎选择，“肤白貌美，盘靓条顺”是内外兼修的结果，美容瘦身最好找专业医生指导，“里子面子”一起抓。

抓“里子”：养内别忽视私处和卵巢

在纠结于皱纹怎么才能弹弹就不见的时候，殊不知，里子比面子要老得更快。

女性肤色变化与内分泌有很大关系，卵巢功能衰退得快，雌激素分泌不足，会导致肤色暗沉，出现顽固不退的黄褐斑。而且，私处也会发生衰老蜕变。

让卵巢老得慢一点，需要确保其“暖”一点。平日多按摩或者艾灸小腹，都有助于延缓卵巢衰老，在家就可以进行。要想效果更显著些，也可以试试激光养护。

正规医院开展的超导光内调项目，通过特定的光磁效应以及热辐射探头产生的温热效应，能够改善卵巢、子宫以及整个盆腔、阴道的血液循环，达到活血、化淤、消炎、改善性腺器官功能的目的，使失衡状态得以调理。女性的内分泌平衡后，皮肤色素代谢也会趋于平衡，整个人的气色也随之而变。

整“面子”：先看脂肪分布再定点减脂

颜值高的标准，是“盘靓条也顺”。可对于减肥，很多人却不断地过量运动和少吃，这其实有违科学。

正确的方法应该是，在正规医院进行体脂检测，明确脂肪分布，然后，在医生的建议下，具体实施有关减脂项目，比如中医埋线、超声溶脂和射频等。

结合临床，一些医院还开展了中西医结合经络排毒特色项目，内外一体，科学塑形，整体调整，尤其对有局部减脂需求的女性，减脂更有针对性。

识别激素化妆品

马毳毳｜陕西省友谊医院皮肤科主治医师

门诊经常能遇见这样的女性患者，她们的面部皮肤反复发红、干燥、脱皮，还有很多红血丝，有些人甚至还有“青春痘”，这其实是激素依赖性皮炎，是因长期反复不当地外用激素引起的皮炎。

很多人说，我从来没有用过激素，那这就与所用的化妆品息息相关。不少标明有祛痘、美白等特殊功效的洁面乳、面膜等化妆品，其实可能添加了禁用的激素。依据卫生部发布的《化妆品卫生规范》，明令禁止在化妆品中添加激素，即使微量添加也是违法的。那么，为什么“无良商家”还是会往化妆品里加激素呢？

化妆品里添加激素，主要有两个目的。一是针对皮肤健康的普通人，这些人在使用了含有激素的化妆品后，会在短期内感觉皮肤更有活力，变得更白，产生“皮肤瞬间变好”的错觉。另一种是针对问题性皮肤，用含有激素的化妆品能控制炎症，因此不少长痘痘的人或皮肤爱过敏的人在使用后就感觉效果很好。

然而，只要开始用了含有激素的化妆品，时间长了就会对激素产生依赖，有的人皮肤变薄，血丝越来越明显；有些人还会出现毛多、丘疹的症状。一旦停用，就感觉皮肤变差或者脸上出现红、痒、疯狂长痘的状况。

如何识别您所使用的产品是否含有激素呢？

一般情况下，可以采用暂停观察法，即如果在停用化妆品后数天（通常为 3~15 天），皮肤出现红斑、丘疹、发痒、渗出、毛细血管扩张及色素沉着等现象，就是激素依赖性皮炎的临床表现。这时候，应及时到医院就诊。一旦确诊了激素依赖性皮炎，要停用一切可疑的化妆品，选用医生推荐给您的经过临床证实的安全化妆品，并配合药物治疗。

脸要穷养才更美

冯爱萍｜武汉协和医院皮肤科副主任医师

从事皮肤科工作 30 年，经常遇到很多女性把一张好脸糟蹋得不像样子，特别是近年来大量面膜和进口化妆品涌入市场，面部皮肤病患者也大量增多，我就劝她们少在脸上下功夫。我常跟她们说：“脸要穷养，你比较一下你的面部和颈部皮肤看看，没有怎么保养的颈部比面部好多了。”

一些患者常问：那是不是不该用化妆品呢？其实不然，面部的护肤还是必要的，特别是保湿润肤，维生素 E 霜就有这个作用。维生素 E 是非常好的抗氧化剂，配一些保湿成分，能迅速渗透滋养皮肤，延缓皮肤衰老，还有增白作用。用维生素 E 霜要尽量减少日光照射，配合良好心态和充足睡眠，良好的家庭氛围和夫妻感情，饱满的工作热情和规律的生活，其美容效果不可小觑。

防晒也是很重要的环节，但我不太建议在面部经常用防晒霜。我常开玩笑地建议患者带三件宝——帽子、伞和墨镜，无论是晴天还是多云的天气都应该这么做，这样就会看起来年轻 20 岁。

夏天的斑春天晒出来

温长路｜中华中医药学会科普分会主任委员

从冬季到春季，除了气温的升高、衣着的减少、花草的绽放之外，还有一个明显的变化，那就是紫外线增多。

一年四季中，冬季阳光的紫外线含量最低，到春天来临时紫外线含量骤然升高，而且由于春季气候干燥，紫外线穿透性强，到达地面的量也多，人们一下子难以适应，极易被晒黑。

晒斑经过 28 天的新陈代谢周期，便会留下紫外线“亲吻”肌肤所留下的印记。所以很多女性以为是入夏长出来的斑其实在春天就有了生长的痕迹。

同时，春天又是外出踏青旅游的旺季，如不注意防晒，会加重或诱发皮炎。所以对女性而言，在春季更应该特别注意防晒。

市场上炒得纷纷扬扬的各种防晒霜，使不少人心神不定，很多人因为缺乏充分了解而拿不定主意是用还是不用，弄不清哪个品牌好。

如何做出正确的选择？科学的答案是，不同型号的防晒霜对不同类型的紫外线照射具有不同的拮抗作用，既不能随便滥用，也不能过于迷信。

防晒霜，严格点说应叫“遮光剂”。不管是价格惊人的洋品牌，还是价格稍逊的国产品牌，防晒霜基本成分均为二氧化钛、氧化锌、炉甘石、对氨苯甲酸、苯酚类衍生物、水杨酸及鞣酸类化合物。

按照人们对防晒时间、强度的不同需要，目前市售的防晒霜分为 6 ~ 40 不等的档次，这些数字被称为“防晒指数”。防晒产品包装上都会用英文字母和阿拉伯数字——SPF-X（SPF 是防晒系数 Sun Protection Factor 的缩写，X 代表 6 ~ 40 等不同的档次）表示防晒指数。通常情况下，数字越大，防晒时间越长，但所含的物理或化学遮光剂成分也越多，对皮肤的刺激也越大。

防晒产品的主要副作用是容易造成皮肤毛孔阻塞，影响汗液排泄，导致粉刺、暗疮等的发生。所以涂抹防晒产品后，要注意做好清洁。

但不能认为，防晒系数越大，效果就越好。一般情况下，使用防晒系数 15 ~ 20 的产品即可；如果长期在户外活动或外出旅游，可选用 SPF-20 以上的产品。

紫外线根据波长可分为近紫外线 UV-A、远紫外线 UV-B 和超短紫外线 UV-C。紫外线的波长越短，对我们的皮肤危害越大。一项权威部门的测定称，目前市售的防晒霜对 UV-A、UV-B 两种波段的紫外线均具有确切的防护作用，对 UV-B 的防护效果优于 UV-A，但是对 UV-C 基本无效。一些防晒广告中的宣传，存在着夸大其词的现象，不要轻信。

除了防晒霜，遮阳伞、墨镜都有遮挡紫外线的效果，可根据需要，选择质量有保证的产品，提前做好准备。

夏天要保湿而非补水

孙秋宁 | 北京协和医院皮肤医疗美容科主任医师

为什么到了湿润的夏季，身边很多朋友都还在喊皮肤干燥？专家表示，其实，夏天皮肤更易干燥，需要更多地保湿，但补水不等于保湿。

夏天的皮肤甚至比冬天还要干，尤其是老人。因为夏天阳光足，还经常刮风，空气湿度小，人体为了保持皮肤和空气中水分的平衡，就会散发掉皮肤中的一部分水分，所以皮肤就没那么湿润了。

皮肤到底干不干，有一个理论临界值。当皮肤角质层的含水量在 10% ~ 15% 时，皮肤处于最舒服、最平衡的状态；而当含水量低于 10% 时，我们就会感觉到皮肤很干燥。这个可以用专门的仪器测，也可以自己来判断，比如，感觉腿部皮肤有点痒并且有脱皮现象，嘴脱皮，刚洗脸后不抹护肤品感觉皮肤紧绷，别处的皮肤没有上臂内侧（此处的皮肤湿度适中）的皮肤湿润等，则说明皮肤需要保湿了。

皮肤干了要补水，这是很多人的认识，但实际上，皮肤干了要保水（即保湿）而不是补水，这是两个完全不同的概念。皮肤内的水分主要保存在角质层内，我们皮肤表层的细胞间紧密排列，而且表皮没有血管，只要皮肤没有破损，水分是无法补进去的，因此补水并不能够缓解皮肤干燥。

角质层会帮助我们调控外环境和角质层内水分的平衡，如果体内水分不足，就会根据自身需要从体内吸收。所以，为了防止角质层中的水分挥发，我们需要用保湿的乳液或者霜。一般护肤和保湿的产品涂抹到皮肤上，都会形成一层“皮脂膜”，有一定的保湿作用。

但是，保湿产品要根据人群、地区以及季节来选用，老人、北方地区以及秋冬季节更需要保湿。冬天和春天皮肤最干燥的时候用保湿霜，夏天可以用较稀的保湿乳，所用的保湿产品不能太油，否则容易“吸土”。使用前最好先将其抹在腿上试试，如果感觉效果好，再用到脸上等部位。最好选择无色、无香、无防腐剂的保湿产品，如“医学护肤品”就是不错的选择。

做好三件事，皮肤水汪汪

钟利群｜北京东直门医院神经内科副主任医师

女性做好三件事：滋阴、补肾、养脾胃，有助于皮肤水汪汪。

滋阴

很多女人上了年纪，皮肤都显得干巴巴的，就算五官再精致，也会呈现一种老态，这源于体内阴津不足。

过度劳累、失眠、熬夜、偏食、少食这些不良的生活习惯，都会损耗身体阴津，导致阴津不足。很多女性爱吃辛辣刺激以及油炸烧烤类的食物，如麻辣火锅等，这些辛辣燥热的食物也会损耗体内的津液。此外，情绪不好，也就是坏脾气的女性，嫉妒心极强的女性，也往往会阴虚，很难保持青春。

想要滋阴，除了避免以上不良生活习惯外，还可以多摄入带黏液质比较多的食物、酸味食物等，这些都具有滋阴的作用。黏液质较多的食物，如炖得特别烂的猪蹄、木耳、肉皮、鱼鳞冻、藕、山药、银耳、糯米、芋头、阿胶等，这些食物不会被当成水分而直接排出体外，可留在体内很长时间，所以滋阴润燥的效果较好。而酸味食物往往含大量维生素 C，有助于抗氧化，如柠檬、酸奶、山楂、青苹果、西红柿等。

补肾

女人一生都受肾气主宰，牙齿、骨骼、脑髓、头发、月经、生殖能力、身材、面容等，都会随着肾气的变化而变化。像脱发、黑眼圈、晨起水肿、更年期提前、怕冷、性欲冷淡、黄褐斑等都可能是肾虚的表现。

肾是美丽的根本，补肾可以常吃“黑五类”食品，包括黑木耳、黑豆、黑米、黑枣、黑芝麻，可以说这五类食品是美丽的黄金食品，黑豆枸杞汤、木耳黑米粥都可以经常喝。此外，有五种素食也有助于女性补肾提神，即栗子、莲子、核桃、松子、豇豆。

同时，经常按摩耳朵，用脚后跟走路，按摩太溪穴、肾俞穴、涌泉穴等，都可以起到滋阴补肾、防衰抗老的作用。

养脾胃

气色好不好，要看脾胃养得好不好。一旦脾胃功能失常或者是衰弱，不能够正常消化吸收，身体脏腑器官得不到滋养，人就容易衰老。而反应迟钝、走路慢、便秘、肥胖等都是脾虚的表现。

脾胃有三怕，怕生、怕冷、怕撑。生蔬果、生硬不好消化的食物会损伤胃肠黏膜，加速脾胃功能衰退；冰镇冷藏食物食用过量，则会导致脾胃消化不良、食欲不佳；而暴饮暴食，肠胃更是受不了，尽量要细嚼慢咽，每顿饭做到七八分饱。

此外，女性朋友要养脾胃，可以常喝三红汤，用红枣 10 颗、赤豆 50 克、花生 30 克，加水熬煮，每周喝一两次即可。捏脊、活动足趾、按摩腹部、温脐等做法，都有助于养脾胃、驻容颜。

别让皮肤跟着情绪受罪

王景辉｜河南中医学院第三附属医院精神心理科主治医师

可能大多数人都没有注意到，皮肤其实也是我们表达愤怒、恐惧、忧伤、羞愧等情绪的器官，不良情绪波动对我们的皮肤影响很大。长时期处于不良情绪下，可致生理功能紊乱，甚至产生疾病，对你的容颜和皮肤也会产生影响。

没错，紧张、忧虑等不良情绪不仅可使人食欲不振，影响食物的消化吸收，长期的焦虑、紧张还可导致额部、眼角等部位皱纹增加。像经常紧锁双眉的人，双眉之间会长出自上而下的皱褶；忧虑、急躁、暴怒等情绪，还可使面部色素沉着，加重痤疮；严重的话，还会危及脏器，更影响肤色。

另外，现在皮肤过敏的人越来越多，其实也跟压力大、情绪波动大有关。因为我们在精神紧张、情绪激动时，身体会释放大量的去甲肾上腺素、肾上腺素等，引起血管收缩、血压上升，进而产生大量自由基，攻击能释放过敏因子的肥大细胞，出现过敏症状。此外，情绪起伏剧烈时，皮肤中还会释放一些神经递质，加剧过敏反应。

英国皮肤病专家还注意到，压力过大还可能引起湿疹、银屑病等其他皮肤病。在经济不景气的大环境下，皮肤病患者会明显增多。英国皮肤病基金会的比维斯·曼医生表示，对于这些患者来说，最重要的是解除负面情绪。

要想让我们的皮肤不跟着情绪受罪，就要注意观察自身变化，有不好的情绪时要及时调整。要知道，对情绪的调适，其实就是在给自己做皮肤美容。比如，平时要注意观察自己是否有焦虑、抑郁等负面情绪，如果有，就要及时找到引起这些负面情绪的原因，想办法解决。面对压力时，要提醒自己保持平衡心态；要学会享受生活中的点滴美好；当感到委屈时，要学会通过倾诉的方式来自我解脱；如果真的遇到自己无法解决的心理障碍时，要适时找专业的心理咨询师进行心理咨询，提升自己面对困难的能力。

同时，也要细心观察自身变化。如果某一段时间总是出现各种皮肤不适，可能提示压力太大，需要调整了。在治疗皮肤问题时，不要过于紧张、焦虑，越担心，治疗效果可能越不好。对于经常过敏的人，平时可以多锻炼身体，及时排解压力，尽量让自己处在轻松、愉悦的生活环境中。

两种饮品喝出好气色

董飞侠｜浙江中医药大学附属温州中医院肾内科主任医师

夏天很多人会不自觉地睡得很晚，导致气色不好，在这里给大家介绍两款中医饮品，可安神理气，让你喝出好气色。

第一款饮品是雪肌汤。准备一个鲜百合，剥片；五颗金丝小枣；五颗干桂圆；将以上食材放入水中，加入适量冰糖，文火煮 20 ~ 30 分钟即成。适于经常熬夜的美女，有助于恢复气色。金丝枣推荐山东产的，要去核。

第二款饮品是姜汁奶。牛奶中加入少许姜汁（用挤压勺挤入），烧热至 90℃即可，这个标准的判断方法就是，奶锅边起一圈鱼眼泡就关火，不要煮沸，加入冰糖即成，常喝可安神暖胃。夏天喝姜汁奶，好喝又养颜。

排毒养颜，试试莲子芯泡茶

董峰｜中国中医科学院针灸医院主治中医师

一般来说，身体有毒素主要表现在两个地方，一个是舌头，一个是额头。

中医认为，舌头和心脏是非常密切的，一旦心脏里有内火或者火毒，舌头就容易长溃疡。要是毒素积累过多，就会在额头上表现出来，比如它会长出痘痘来提示我们心脏部位的毒素应该清清了。假如这时毒素依然没有排出，就会开始失眠、心悸，让人睡不安稳。假如再严重下去，还会出现胸闷或者胸部刺痛。这就跟堵车一样，堵得轻，会让人胸闷，如果堵得太严重，心脏部位就会出现刺痛的感觉了。所以，我们得趁毒素累积还比较少的时候抓紧时间排毒，不要等到胸闷了才关注这个问题。

我们医院有位护士，一到春天就困得眼皮直打架，而且额头上隔三岔五都要冒出来几个包。我提醒她说："你该排排毒了。"她接过我的话茬说："这我知道，要饮食清淡，少熬夜对吧？要说这道理我也不是不明白，可咱这工作性质，不熬夜是不可能的。饮食上吧，我这整天吃工作餐，又能有什么办法？"

看她一脸无奈，我跟她说："你可以试试用莲子芯泡茶，这是化解热毒最好的办法。"莲子芯很苦，可以帮我们散发心火，而且莲子芯虽然是寒性，却不会伤及阳气。不嫌麻烦的话，还可以加点生甘草或者竹叶，排毒效果会更好。除了喝莲子芯茶之外，有条件的朋友还可以吃点苦瓜、喝点绿豆汤帮忙排毒。而且，还可以通过按摩穴位进行日常保健。在手掌心第四和第五掌骨之间，有一个少府穴，找它时，可以握拳，找到小指、无名指指尖中间，这个位置就是少府穴了。平时有空的时候，大家可以稍微用点力气按按这个穴位，两只手交替进行，能够帮我们清心除烦，有助于排毒。

想打溶脂针？再等等

刘红梅｜北京医学会医学美学与美容学分会常委、
北京黄寺整形外科医院激光美容中心主任医师

哪里想瘦就给哪里打一针，轻松溶解脂肪，避免了节食的痛苦，听上去很完美，但专家表示，此类药物在美国刚结束临床试验，临床效果和副作用还有待进一步研究，而且我国并没有进口，目前国内并没有合法的溶脂针。

溶脂针在理论上主要有效成分只有两种：磷脂酰胆碱与脱氧胆酸。磷脂酰胆碱是磷脂的主要成分之一，能够溶解脂肪堆，并通过肾脏排出，甚至可以溶解脂肪细胞。脱氧胆酸常在科学研究中作为脂酶加速剂、蛋白质溶解剂等使用。

2015 年 4 月 29 日，美国 FDA 批准过一种名为 Kybella（ATX-101）的“溶脂”药物，主要批准用于颏下脂肪堆积（双下巴），禁止用于其他部位。这成为第一个获批的溶脂药物。虽然欧美两地刚刚结束三期临床试验，但长期临床效果及副作用还有待进一步研究，目前离上市普及仍有相当长的道路。正规大医院是不提供溶脂针治疗的。

在国家食品药品监督管理总局（CFDA）网站上查询可知，目前国家没有批准任何用于注射溶脂的药物，ATX-101 也不在进口药品范围之内。也就是说，“溶脂针”在我国还没有合法化，也缺乏大量的临床实验来检测其安全性。

其实，溶脂针使用不当可能会产生肿胀、疼痛、发红等现象，还会存在一些其他并发症，比如局部硬块，一些过敏反应，皮疹、恶心、腹泻等，甚至是过敏性休克。所以在国家尚未正式批准前，建议慎用。

很多人关心的双下巴溶脂，可选择激光、射频溶脂。如果是全身减肥，要规律运动，控制饮食，还是那句老话：管住嘴、迈开腿。

爱美不能指望一蹴而就

冯永强｜中国医学科学院整形外科医院激光美容中心主治医师、博士

农历的“金九银十”，火了装修和美容。每年秋天，是中国医学科学院整形医院的激光美容科最忙碌之时，此时气温适宜，紫外线势头减弱，激光美容效果好，还容易恢复。不过，专家提醒，选择激光美容，千万别抱着“毕其功于一役”的心态，指望一次搞定，有些项目，要循序渐次地慢慢来。

脱毛：从入秋开始持续半年

激光美容包括很多项目，比如祛斑、除痣、脱毛等。此季更有利于激光美容，除了紫外线强度比较弱，有利于皮肤恢复以外，还因有些美容项目需要反复多次治疗，从此季开始进行，才能在最佳时机展现出最佳效果，脱毛就是如此。

毛囊生长有生长期、退行期、休眠期，就像我们有上班、休假、退休时间一样。脱毛需要反复多次，就是由其生长周期决定的。生长期毛囊粗大，对激光敏感。此外，不同位置、不同粗细的毛发对激光的敏感程度不一样，脱的次数也多有不同。比如唇毛通常要做八次左右，腿毛或上臂毛等需要脱三次。整个脱毛过程将持续半年左右，因此，从秋季开始进行，才能保证在夏季穿衣服时展现最好效果。

去红血丝：反复多次才能褪红

有人一害羞就脸红了，有人平时脸上也会绯红一片。这就是面部红血丝惹的麻烦。很多人觉得是表皮变薄了，其实并非如此。大多数是由于面部毛细血管增多或扩张，血管里血液增多，所以才会透过皮肤看出脸色发红。安全褪红，激光也能发挥长项。激光去除红血丝主要是让异常增多或扩张的血管封闭掉。而且，由于红血丝分布是立体且多层次的，因此，一次激光很难全部彻底搞定，也需要反复多次，具体因人而异，通常会持续做三次左右。

热点问答

激光美容会使皮肤变薄么？

很多人认为激光美容会损害皮肤，皮肤表面被破坏，就像墙皮被凿掉一样，越做越薄。其实并非如此。光电的光热作用能激活皮肤成纤维细胞，使真皮胶原纤维和弹力纤维产生分子结构的变化，数量增加，恢复皮肤的弹性，不但不会使皮肤变薄，反而会使皮肤的厚度增加，并使之更加紧致。

激光美容会使皮肤变敏感么？

激光美容后短时间内确实会减少表皮的水分，或者使角质层受到破坏；剥脱性治疗后会形成痂皮。但是所有的“损伤”都是在可控范围内，都会愈合的，新愈合的皮肤具有完备的结构和新老更替的功能，所以科学的激光美容不会使皮肤变得敏感。

激光美容会不会产生依赖？

很多人认为，激光美容效果是可以，但是一旦做了，就产生依赖（成瘾），不做会反弹或者恶化。会持这种观点主要是没有认清衰老的规律和美的科学。激光美容就像打扫脏了的房间，治疗一下会好一些，但过一段时间还是会脏的，还是需要打扫。要想获得比较理想的效果，必然需要多次治疗或者维持治疗，这并不是皮肤对光电产生依赖或者成瘾了。

紧致皮肤：隔一两年就要巩固一下

皮肤的衰老是自然过程，但借助激光，可以帮助皮肤避免松弛、变得更加紧致。激光虽有效，也不能一次保终身。激光（比如射频紧肤）一般一个疗程是五次。但由于皮肤的正常衰老，因此隔一两年还需要再做，目的就是为了保持效果。

射频或者激光作用于皮肤产生热量，热刺激能够让胶原蛋白收缩，同时能够让皮肤合成胶原蛋白等能力增强，这样，松弛的皮肤得以紧致、充实。就类似于小时候常玩的在水面上扔石子的游戏，石子沿水平线扔出去后，在前进的同时也在下降。每次的激光治疗就相当于在空中给予推力，石子才能走得更远。多次治疗为的就是确保效果能够保持得更好，让皮肤松弛得更慢一些。

此外，各种疣其本质是由病毒感染引起，多次治疗是必不可少的。

聊聊美胸那点事儿

范巨峰｜首都医科大学附属北京朝阳医院整形外科主任医师

有人执迷“事业线”，有人苦恼“一马平川”，有人纠结哺乳后胸部下垂……关于胸部问题，不光年轻女性为此煞费苦心，也有很多中老年女性为此烦恼。那么，完美胸型如何保持，隆胸又有哪些不为人熟知的潜在风险呢？

自体脂肪移植未必好，漏检乳癌很糟糕

大部分女性对自己胸部的丰满度都会有一定的期待，2014 年 ASAPS（美国美容整形外科学会）统计，隆胸手术在整形手术中比例达 24%。假体植入和自体脂肪移植是最常见的隆胸方式。但出于对假体植入风险的担忧，很多人倾向自体脂肪移植，隆胸同时瘦身，一举两得。

事实上，这并非是简单的一举两得。两种方式各有优缺点，但建议更倾向于假体隆胸。

假体隆胸几乎适合于所有需要增大乳房的女性，如乳房发育不良、生育后或减肥后乳房萎缩、轻度乳房下垂等。从 1963 年第一个假体置入到现在，这 50 多年间的应用，已表明假体的安全性。只要是国家食品药品监督管理总局（CFDA）批准的假体都可以使用，最关键的还是要看手术技术。这其中选什么样的假体（尺寸大小、光面或毛面）、怎么切口、怎么置入都很有讲究。

而自体脂肪移植特别适合那些抽脂塑形者同时做脂肪移植隆胸，成功实现脂肪“搬家”，让脂肪长在该长的地方。然而，最终效果却受到很多因素影响，如自身脂肪量有限、胸部基础太差、皮肤过紧等。特别是偏瘦女性，由于乳房容积小，脂肪成活率更低。若一次注入过量，脂肪坏死率更高，可能导致感染、硬块或囊肿钙化形成等。尤其是自体脂肪移植后产生的乳腺钙化点，容易掩盖早期乳腺癌病灶，可能会增加漏检乳腺癌的风险。

乳房过大爱惹病，巨乳必须要治疗

隆胸是为了追求乳房的挺拔丰满，那么乳房是否越大越好？也未必。

如果原来胸型较小，假体越大，发生包膜挛缩等并发症的概率越高，日后下垂的可能性也增加。而天生的乳房过大，其实是一种病态。

在门诊中，很多巨乳症患者说自己脖子疼。其实，巨乳症患者不仅仅表现为脖子疼，由于乳房的过度发育，会产生胸部压迫感，导致肩膀和背部疼痛，出现穿衣不便、运动能力受限的问题。

最难以忍受的是，由于乳房下方汗液不能蒸发，经常潮湿不适，容易患皮肤湿疹，甚至皮肤溃烂。

巨乳的特点是皮肤多、乳腺多。针对这种问题，乳房缩小整形术是目前唯一能实际解决问题的方法。乳房缩小整形术是通过手术，去除过多的皮肤、脂肪和乳腺，重塑乳房的轮廓和形态，调整乳房位置，达到治疗和美容的双重意义。

乳房缩小术与隆胸不同的是：隆胸不影响母乳喂养；而乳房缩小术，由于乳腺组织接受了手术，乳腺的腺体和乳腺导管受到了一定程度的创伤，所以对今后的哺乳会有影响。如果今后还打算哺乳，建议最好暂缓手术，等生育之后再做治疗。

下垂严重能复原，提升隆胸效果好

大多数女性都会遇到的一个问题是，产后乳房的萎缩下垂，特别是随着年龄增长，乳房自然会逐渐松弛，并由于重力的作用，下垂加重。其实，这也可以通过胸部整形重塑挺拔外形。乳房下垂和乳房缩小术的手术方法基本相似，有时基本是一样的。不同的是：巨乳症是皮肤多，乳腺组织多；而下垂萎缩的特点是皮肤多，乳腺组织少。

怀孕后，由于激素的影响，乳房内的脂肪组织及乳腺组织都会增生，而使得乳房明显变大，同时，乳房表面的皮肤也会被撑大。生产完后，激素分泌减少，若加上没有哺乳，脂肪及乳腺组织会快速减少，已经被撑大的乳房表皮在内容物减少的情状下，也就自然松垮了下来。

轻度萎缩下垂只要穿支持性乳罩即可，特别是运动的时候一定要穿；同时，坚持乳房按摩，坚持做俯卧撑，可增强乳房的支撑作用，不仅能防止乳房下垂，对防止驼背及体型健美都大有好处。

如果情况较严重，可通过整形手术对乳房进行提升，并根据患者需求，置入假体等来恢复到生育前乳房的大小和形状。但单纯隆乳不能纠正乳房下垂，因为假体前方的乳腺组织倾向于在假体前下垂，更让人难以接受。

美胸假体噱头多

栾杰｜中国医学科学院整形外科医院乳房整形中心主任、教授
张斌｜中国整形美容协会会长

国际大师给亲自测量、超软仿真假体、某某国外明星植入，类似这样的虚假宣传不时充斥着隆胸市场，让很多人信以为真，却忽略了隆胸整形最应该关注的安全问题。

从事了 20 多年乳房整形的中国医学科学院整形外科医院乳房整形中心主任栾杰，就从患者身上取出过没有生产厂家、没有尺寸大小、没有规格的三无产品，而不合法假体一旦破裂，将会增加二次手术的伤害。尤其是看到以下说法应提高警惕，别被欺骗了。

某某私人定制

“私人定制”“手工制作”是在很多丰胸假体宣传中最常见到的字眼。事实上，到目前为止，全世界还没有一款量身定制的隆胸假体。

中国医学科学院整形外科医院乳房整形中心主任栾杰解释说，所谓“定制”就是这个产品还没有在设计生产出来之前要为你单独设计、单独生产，这个叫定制。到目前为止，我们的科技水平还达不到这个水平，还不可能专门设计一款假体给你。

金贵假体戴手套摸

为突出假体的贵重，有的人会故弄玄虚让你戴着手套来触摸假体，看似真实体验，其实这样的行为也是骗人的。如果假体能简单地通过看和摸出来，那么就不需要有国家标准，不需要有美国食品药品步监督管理局（FDA）标准，也不需要有欧盟的标准了。目前，在国际上最严格的标准是 FDA 标准，在国内现在只能用到两种通过 FDA 标准的假体。所谓好的假体，应关注其研发历史，并且在术前经过正规医生测量，选择出符合其身形的假体。

大打国外技术品牌

我们国家应用解剖型的乳房假体比韩国、日本早了十年，水滴型假体在 2002 年就

开始应用，之后水滴型假体才开始进入韩国市场。

中国医生对先进的假体掌握的技术和经验在国际上处于领先水平。比如，乳房假体植入中内窥镜的应用，在我们国家非常广泛，2011 年韩国医生才开始学习，甚至不少医生都是从栾杰教授那里学到的技术。可遗憾的是，很多人却盲目相信国外医生技术好，不惜花费重金赴海外整形，却并没有得到期待中可靠的质量保障，给身心都带来很大影响。

中国首个乳房假体注册信息查询平台已经上线，该平台由中国食品药品监督管理局（CFDA）下属的中国医疗器械信息网主办，消费者进入网站首页检索“乳房假体”关键词，点击检索图标，即可查询到 CFDA 批准上市的乳房假体的全面信息。这些信息主要包括乳房假体的产品名称、生产企业、生产国、产品适用范围、产品注册号、产品注册日期、证书有效期等基本产品信息，有助于消费者了解产品生产信息，规避选择未被 CFDA 批准的产品和虚假宣传的产品。

臀部似蜜桃最美

李发成｜中国医学科学院整形医院整形外科主任医师

如果说美国女人最热衷于腹壁整形的话，巴西女人做得最多的就是臀部塑形了，因为这个喜欢跳桑巴舞的国度，最讲究的就是丰乳肥臀。

从女性的形体美来看，胸、腰与臀共同形成了身体柔美的曲线，美臀在形体中起着重要的作用。漂亮的臀部应该是丰满、圆润、后翘的，形似一个水蜜桃。

而中国女性臀部的特点是扁、平、宽，腰身松肥，“S”型的曲线就不够明显。特别是生过孩子的女性，由于脂肪细胞肥大，皮肤松弛，臀部更是失去了少女时的翘挺。

总的来说，东方人的臀部主要有三种类型：马裤型、桶腰型、方型。马裤型，即臀部周围的脂肪向大转子部位堆积，有“马裤变形”之称。桶腰型，即臀部的脂肪在腰部分布很多，使腰和臀的曲线变小、变直，成桶状。方型，即臀中外侧凹陷，上部及大腿外侧脂肪堆积，臀部呈方形。

你是哪种臀型，一方面是脂肪堆积所致，另一方面与遗传因素相关。女性坐的时间太长，容易影响臀部的形状，因为这样的话，运动不够，臀部肌肉不够饱满，自然会影响臀部的形状。而另一方面，如果母亲或祖母是马裤型或其他型，那么女儿及后代也可能是这种类型。

因此，想要美丽的臀部，在平时就要经常运动，跑步、游泳等全身运动以及一些后抬腿运动，都有助于提升臀部，预防臀部变形、下垂。

但对于一些女性来说，这些运动方法并不奏效。女性臀部是体内多余脂肪最容易堆积的部位，通过运动也很难让臀部的脂肪减少，此时就可以通过臀部整形来美臀。可用吸脂结合自体脂肪移植的方法，对臀部进行塑形，比如把凹陷的地方填充起来，把多余的脂肪吸掉。

对于生过孩子、由皮肤松弛导致的臀部下垂者来说，可通过射频来使皮肤紧致，必要时需通过手术去除多余皮肤。

增高鞋垫坏处多

洪积波｜武汉协和医院西院区骨科副主任医师

很多女性为显身材高挑，都会往鞋里放置增高鞋垫，但作为骨科医生，在这里提醒大家，增高鞋垫害处颇多，应尽量少用。

市面上的增高鞋垫有各种各样的材质，有些材料没有抗压和恢复弹性的功能，所以当增高鞋垫垫过一段时间之后，就会发现鞋垫被压扁变形，不仅不能够增高，对足弓和骨骼关节健康也会造成干扰，主要表现为以下四个方面。

一是脚痛。走路时每个脚底都有三个支点支撑体重，前脚掌两个，脚后跟一个，如果放进了高度不适合的增高鞋垫，鞋跟的着力点前移，全身的重量大部分集中到脚掌和脚心上，就会引起脚心和脚掌疼痛。

二是膝痛。脚跟抬起 1 厘米，在走路或者上楼梯时，膝关节就会本能地弯曲。一般来说，增高鞋垫若超过 5 厘米，膝关节就会承担起体重的 3 倍压力，等于在膝盖上绑了一条沉重的铅块。如果在 15 岁之前就长期垫这样的增高鞋垫，就会发生膝盖骨前凸，使膝盖不能伸直，产生腿部变形等问题。

三是腰痛。垫上增高鞋垫后，身体会向前倾，为了保持平衡，腰肌只能终日紧绷，时间长了会导致腰痛及腰肌劳损。因此生理期和运动时是绝对不适宜垫增高鞋垫的。

四是头痛。头痛也是高跟鞋综合征的其中一种症状，垫入增高鞋垫，地面对人体的反作用力仍会故技重施，走路时每一道应被脚掌吸收的反作用力会震荡脑部，穿着时间越长，头痛一般会越明显。

与增高鞋垫相比，好的品牌的增高鞋会根据人体足部骨骼构造和力学受力原理，通过科学的曲线设计，在鞋内特别增加增高层，适度加高，让增高层面与脚掌相吻合，从而克服普通增高鞋久穿不适的缺点。

即便如此，长期穿增高鞋仍然有一定的危害，尤其是对足弓、脚掌骨骼和关节的发育有影响，使脚掌骨骼关节发育不良，甚至造成扁平足等，所以发育期青少年建议不要使用增高鞋垫。

极致美丽的背后

追求美丽无可厚非，然而，有些美丽背后却隐藏着风险。据《每日邮报》报道，墨尔本摄影师杰西卡（Jessica Ledwidch）拍摄了一组名为《伟大的女性》（Monstrous Feminine）的系列作品，通过脚踩尖刀的高跟鞋、削断的手指等隐喻方式，向人们展示了现代女性为追求极致美丽而采取的一些极端危险行为。

高跟鞋危机：穿高跟鞋易得静脉曲张

尹杰｜北大医院介入血管外科副主任医师

一双漂亮的高跟鞋不仅可以使女性修长挺拔、颜值大增，还可以让美女们的信心加倍、更加从容。但在风光无限的背后，美女们常常有说不出的痛，常年穿高跟鞋，往往会导致腿部肌肉长期紧绷，容易导致静脉曲张。一双美腿出现了疙瘩，像蜘蛛，像蚯蚓，这可大煞风景。

这主要是因为，鞋跟过高会使小腿肌肉泵的收缩舒张能力受到影响，静脉血液会残留在下肢静脉里，甚至破坏静脉瓣导致血液倒流，造成静脉淤血，进而产生静脉曲张，还会导致背痛、大腿变粗、拇趾外翻等不良后果。

对很多女性来说，因工作需要，很多时候不得不穿高跟鞋，应尽量选择跟高 3 厘米左右的高跟鞋，优先选择无系踝的高跟鞋。如需长时间穿高跟鞋，在休息时可多翘脚尖，做踩刹车的动作，可以让静脉血液往心脏回流，起到预防静脉曲张的作用。休息时可平躺，并将双脚抬高至超过心脏水平 10 ～ 20 厘米，或在小腿下方垫个柔软的枕头，做足部背屈动作 20 ～ 30 次，可有效帮助下肢静脉血液回流。

脱毛危机：脱毛不当易致皮肤过敏

付中学｜中国中医科学院西苑医院皮肤科主治医师

如果你问一位美国女性，出席重要约会或者隆重晚宴之前，最重要的步骤是什么，她们很可能会回答你：脱毛！而如今，脱毛作为一个跟礼仪有些挂钩的女性护理项目，无论是在国外还是国内女性心中，都已根深蒂固了。

脱毛有很多方法，常见的有拔毛、剃毛、脱毛膏脱毛、蜜蜡脱毛以及激光脱毛。蜜蜡脱毛就是将热蜜蜡涂在皮肤上，等待其干燥，然后随着蜜蜡把毛发连根拔起。但这样做的问题是，你拔掉一根毛发，很快就重启发根的另外一个生长周期，而且下一次生长会更加迅速。

不仅如此，因脱毛引起的过敏也非常常见。患者小林在闺蜜的怂恿下，不仅脱了腋毛，也脱了阴毛，结果，第二天就发现脱毛部位出现潮红、瘙痒，并且有异味。这往往是脱毛膏引起的过敏。像这种情况，建议患者停用脱毛膏，同时用凉白开水清洗患处，在医生指导下，服用抗过敏药物。

随着夏季到来，门诊中这类患者也逐渐增多。建议广大爱美的女性，一定要谨慎使用脱毛产品，要根据自己的身体情况选择适当的脱毛方法。

美甲危机：夏季美甲易患上灰指甲

冯爱平 | 武汉协和医院皮肤科主任医师

都说手是人的第二张脸，这张名片要响亮，派头就在指甲上。然而，美甲背后的问题却在持续发酵。

比较流行的美甲方式，是先用锉刀把原本光滑致密的指甲表层锉薄，再用胶水等物质把带有各种图案的假指甲黏附在指甲盖上，使手指看起来更加修长好看。但这种损害指甲的方式使指甲失去了对外界细菌的防护功能，很容易为真菌所感染，发展成灰指甲。灰指甲患者需要吃两三个月的药才有治愈的可能，而且，即使长好了，指甲也不光滑，形态也不规则，往往得不偿失。

有些人的脚趾甲在美甲后遭受损伤，不仅引起丹毒，还由于人们的忽视，反复发作，使脚背反复出现疼痛红肿等，很不好治。如果美甲者不注意清洁卫生，消毒不彻底，也很容易感染肝炎或其他的感染性疾病。

当然，爱美是好事情，但有过敏体质的人、有甲真菌病或足癣的人、孕妇人或哺乳期女性、有指甲病的人、体质很差的人最好不要去美甲。夏季也最好不要美甲，因为夏季真菌生长快，更容易诱发灰指甲，更不可以长期经常性地美甲。

塑身危机：常穿警惕子宫内膜异位

陈慧敏 | 黄冈市中心医院妇产科主任医师

身材苗条，是美丽身形的展现。而当减肥遥不可及时，塑身衣就成了“救命稻草”。然而，塑身衣看似塑形，却为女性身体健康带来危害。如腹部塑形，常见的影响是可能引发子宫内膜异位症。子宫内膜异位症在发达国家妇女总人群中的发生率约为 10%。研究发现，这与穿紧身衣，特别是月经期间穿紧身衣有一定关系。

女性月经周期最初 3 天的宫内压力峰值为 40~70mmHg，平均值为 8~52mmHg，痛经妇女则更高。这种明显高于腹内压力的宫内压力为子宫收缩所致。细如针鼻的子宫输卵管接口也趋向关闭，故无经血逆流。若慢慢升高后的腹内压力突然降低，即使宫颈未开，有厚硬肌壁的宫腔虽可短时间维持已增高的宫内压力，随之会有从宫腔到输卵管腔的压力梯度改变，可使宫内积存的血液及脱落的子宫内膜逆流。而穿紧身衣会造成腹内实体组织压力持续轻微升高，若脱衣时恰好子宫输卵管接口于两次宫缩之间松开，经血则会发生逆流。

Chapter 3

珍惜“大姨妈”，和谐相处好处多

育龄期女性每隔一个月左右，子宫内膜会发生一次自主增厚，若卵子没有受精，在排卵后14天左右，子宫内膜坏死而脱落，引起出血，形成月经。“大姨妈”是我们对女性月经的昵称，指的就是育龄期女性这种生理上的循环周期。“大姨妈”是大自然给女性的馈赠，我们应该珍惜她、善待她、安抚她，只有与之和谐相处，才能享受到该有的益处，孕育生命，延缓衰老，健康、舒适地生活。那么，到底如何才能摸准“大姨妈”的脾气，用什么样的方法才能照顾好“大姨妈”呢？下面我们就请各位医师来谈谈“大姨妈”，聊聊与之相处的各种细节吧。

照顾好“大姨妈”，从卫生巾开始

章蓉娅｜北京协和医院妇产科主治医师

选购

选择有质量保障的卫生巾。不合格产品可能会有质量问题，最常见的是微生物超标、添加剂超标、吸水倍率不达标。因此，应尽量在大商场选择信誉有保证厂家的产品，同时仔细检查外包装上的卫生许可证号、防伪标志、保质期。

购买时，尽量选小包装，或采用多次封口的拉链密封口或密封条包装的卫生巾。不要选购既往引起过皮肤过敏或局部不适的卫生巾。

使用

卫生巾不要等到湿透再换，就算湿得很少，间隔一段时间也要更换，因为血是细菌、真菌、支原体、衣原体等微生物最好的培养基，如果长时间不更换，卫生巾上的微生物就会越来越多，愈发容易引起妇科炎症。

在更换卫生巾前最好先洗手。因为用手将卫生巾拆封、打开、抚平、粘贴的过程，会将病菌带到卫生巾上。卫生巾直接接触女性外阴皮肤，而经期又是女性免疫力较低的时期，且宫颈口打开，细菌容易逆行，稍不注意就会增大患妇科病的概率。

卫生巾一定要清洁存放。散装卫生巾切勿与人民币、钥匙等一起放在口袋和手包中，最好有独立的密闭包装。

消毒

网上流传的消毒新方法，例如微波炉消毒，竟是将新买来的卫生巾，用报纸包好，放进微波炉微热几分钟，这样真能起到杀菌消毒的作用吗？其实不是，错误的加热可能会引起卫生巾的材质发生变形、变性，导致新的问题；还有可能会导致卫生巾里的微生物异常增生；再者，生活环境中本来就存在一定浓度的微生物，如衣物上、家具表面、马桶座上都有微生物的踪影。只要微生物未超标，一般不会引起疾病；只要卫生巾质量合格，无须自己再进行消毒。

珍惜“大姨妈”，感恩自然的恩赐

朱梅｜北京中医医院妇科主任医师

中风恐怕是现今比较常见的病患之一，每个人身边可能都有中风的事例，且越来越多是年轻人，但我曾在中风治疗科室的门口发现，中风患者中年轻的女性患者相对要少很多，这是为什么呢?

在每天上班必经的电梯旁，会有很多各样年纪的中风后遗症患者在治疗室门口排队。每次看到他们，我都会仔细观察，发现年轻的患者中，几乎没有看到过女性的身影。确实，在中风患者年龄日趋年轻化的今天，年轻的女性中风患者依然少见。

这是为什么？我一直在思考这个问题，直到一次会诊，我才找到答案。

一次 ICU 请妇科急会诊，一位已经绝经两年的 53 岁女性高血压患者被急诊收入 ICU 的第三天，突然出现阴道大量出血。这位患者的 B 超显示子宫内膜并不厚，所以当时没有建议止血治疗，而是密切观察病情变化，随后血压平稳，出血逐渐减少、自止。

中医讲“给邪以出路”，如果出血不是发生在她的子宫，而是在大脑，情况会是什么样？那应该就是脑出血了！这要归功于女性的子宫和月经——男性可没有这个渠道，这或许是为什么年轻的中风患者多是男性的原因。

也正因此，月经不调虽是女性特有的疾病，却是大自然“偏爱”女性的表现，因为出现了月经问题，我们很早就能意识到身体发生了不好的状况。及时发现，及时治疗，才能让身体持久健康。

比如多囊卵巢综合征，表现为月经不调、卵巢多囊性的改变以及性激素的异常，并非我们好好的身体突然出现了一个异物，而是由我们之前的一系列行为，也就是不良生活习惯在一定时间内缓慢积累造成的。男性没有月经，所以即使存在同样的状况，他们可能不会表现出临床症状，只有到体检时发现“三高”，甚至发生中风了，才能意识到身体出现了问题；而我们在早期就能通过多囊卵巢的月经不调发现胰岛素抵抗和血糖、血脂的代谢异常，所以我们该庆幸大自然赋予了我们“特异功能”。

再比如卵巢早衰，同样的道理，出现月经闭止，性激素检查结果类似绝经后的表现，被冠以“早衰”的名字，其实就是身体出现了些问题，不要被诊断的疾病名称吓破了胆。闭经究其原因，就是没有月经或月经不通。减肥节食、频繁熬夜、精神压力过大、嗜食辛辣刺激性食物，都会导致“早衰”，其实就是过早把自己的家底花光了。

怎么办？攒！按时睡觉、按点吃饭、适当运动，营养搭配合理，吃五谷、五蔬、五禽、五果，再吃些药物帮助调理，身体自然会好起来。如果注意力还在化验结果上，天天愁眉苦脸，日日忧心忡忡，怎么能“攒家底”？

所以，女性要照顾好自己的月经，感恩自然的恩赐。如果月经有问题，就及早调理，不宜延误。

安抚“大姨妈”，注意饮食调理

赵晓田｜营养与食品卫生学硕士、国家二级公共营养师

不少女性一直都很关注，经期吃什么既可以减轻痛苦、放松心情，又能补充失去的营养，顺利度过这段特殊的日子。

补充蛋白质和铁元素

蛋白质和铁的流失，会让女性面色发白、手脚冰凉，甚至会影响到身体的新陈代谢。鸡蛋和牛奶富含优质蛋白，动物的肝脏、全血及瘦肉则是铁元素的极好来源，这些既含蛋白又高铁的食物，是女性经期饮食的上佳选择。另外，经量过多的女性以止血为主，可选择红豆、紫米等食物；经量过少的女性可以适当吃一些补气活血的食物，如西红柿、红枣、桂圆等。

有人喜欢喝红糖水，认为红糖可以补铁，其实不然。红糖的铁含量不足瘦肉等动物性食物的十分之一，并且人体对红糖中铁的吸收率极低，其补铁效果并不好。因此，红糖水对于缓解痛经作用并不大。

多吃开胃助消化的食物

生理期时，很多女性都会食欲不振，此时可以选择酸甜适宜或者微辣的食物来提高食欲。不过饮食仍需要以清淡为主，忌吃辣椒、生蒜等辛辣刺激性食物，以免引起盆腔内血管扩张，导致痛经或月经量过多。

适当摄入 B 族维生素

月经期间女性往往情绪低落，容易失眠。可以通过补充 B 族维生素来舒缓神经。其中维生素 B_{12} 有助于缓和情绪、改善注意力，维生素 B_6 可以促进多巴胺和肾上腺素的形成，这两类物质是体内天然的抗抑郁因子。燕麦、小米、萝卜、猪肝、全麦面包等都是 B 族维生素的良好来源。

值得注意的是，中年女性因为卵巢渐趋萎缩，会出现月经不调的状况。这种情况下可以多吃一些大豆制品，大豆中含有的大豆异黄酮可以弥补中年妇女雌激素分泌不足的缺陷，从而起到调理月经的作用。

气走“大姨妈”？赶紧设法请回来

刘艳玲｜国家二级公共营养师

很多不胖、甚至很瘦的女人仍纷纷加入减肥队伍，体重是减下来了，脸色、肤质、脾气却都变差了，甚至会出现闭经。减肥“气”走了“大姨妈”？那么，你需要做好四件事，尽快“请”回“大姨妈”。

查——前往医院，做 B 超和激素六项检查

要请回“大姨妈”，女性首先要立刻上医院做 B 超，检查激素六项，看身体是否出现器质性病变。

通过 B 超和激素六项，可了解子宫、卵巢的情况，根据卵泡的变化用药治疗。如多

囊卵巢综合征是雄激素过多所致。女性体内雄激素过多，不仅会出现男性化倾向，如汗毛增多，还会出现月经不调甚至不孕。

如果是有器质性病变，赶紧治疗；如果不是，请往下看。

补——恢复正常饮食，把亏空的营养和体重补回来

主食尤其是米饭一定要吃够量，每顿饭至少 100 克米饭，刚开始吃不下这么多，可以一点点地慢慢增加。

很多女性为了减肥一口肉都不吃。但是为了把“大姨妈”请回来，每天吃一些瘦肉很有必要，相当于手掌大小的量就好。丰富的铁质和优质蛋白是“大姨妈”最喜欢的。

蔬菜适当减量，水果最好熟吃。这个阶段要杜绝一切生冷食物，包括一切冷饮、冰激凌，甚至酸奶。生冷的食物只会让子宫更加寒凉，“大姨妈”最不喜欢寒凉的环境。不要完全寄希望于阿胶、红枣之类的补品或者激素药物，而放弃好好吃饭。在正常饮食的基础上，可以适当多吃一些温补的食材，如山药、红枣、桂圆、阿胶。

减——减少锻炼强度和频率

很多长跑运动员或者体校的女生，经常会出现闭经，那是激素在作怪。人运动时，大脑会释放一种让人愉悦放松的激素——内啡肽，有类似吗啡的效果，会让人感觉很好，这也是运动能释放压力、改善心情的原因之一。然而，过多的内啡肽会抑制雌激素的分泌而导致闭经。所以，为了请回“大姨妈”，运动量要减下来，一周三次，每次半小时的锻炼在这个阶段会比较合适。当然，也不能完全不动地静养，否则身体机能也会退化。

释——释放压力和紧张状态

如果不是器质性的病变，坚信只要好好吃饭，把营养补够，并且放松心态，“大姨妈”一定会回来的。另外，不要存在攀比的心态。每个人都有自己的“大姨妈体重”，不要认为别人比你吃得少、比你体重轻，为什么“大姨妈”还是照来不误，很多体质、遗传等先天因素只能坦然接受。随着食量的增加和运动量的降低，体重增加是必然后果。但无须担心，只需正常饮食锻炼，就能保持健康身材。

“大姨妈”之痛，分类应对才会懂

不同痛经，有不同的处理方法

许钧｜复旦大学附属妇产医院中西医结合科副主任医师

有些人痛经忍忍就过去了，有些人痛经却痛到晕厥，同是痛经，种类却有所不同。对于原发性痛经的姑娘，生完孩子后痛经一般会有所缓解；对于由子宫内膜异位症、巧克力囊肿等疾病及反复人流、剖宫产引起的痛经，往往疼痛剧烈，需及时诊治。此外，还有一些是不明原因的痛经。

不同痛经，有不同的处理方法。有些人会吃止痛药来缓解痛经，但止痛药止痛，不是长久之计。过多服用止痛药，可能造成神经系统功能紊乱、记忆力衰退和失眠等。且腹痛剧烈时，一味盲目使用止痛药止痛，可能掩盖其他内在疾病，此时应及时就诊。不过，如果偶尔吃一两片止痛药来止痛，是不会产生什么副作用的。

痛经加重，查查子宫内膜异位症

张羽｜北京协和医院妇科副主任医师

很多女性认为月经就是痛的，疼痛是女人的宿命，其实不然。痛经大致可分为两种：月经初潮时可能就有痛经，但症状一般不会特别严重，经过简单的热敷、适当的休息或者服用少量止痛药物都能缓解；而如果初潮时并没有痛经，而是在以后的日子里新出现病痛，程度日渐加重，并发现有不容易怀孕的问题，或者 B 超发现卵巢囊肿，则需要高度怀疑子宫内膜异位症。实际上，至少 2/3 确诊子宫内膜异位症的女性，在 20 岁之前就存在明确的痛经症状。

虽然一些药物能够有效地控制疼痛，但是至今仍然没有一种能够彻底治愈此病的药物，很多治疗方法也因为各自的副作用无法长期使用。而且，在迟迟未诊断之前，至少 30% 患者的生育能力遭到破坏，赶在生育能力遭受破坏之前生育是王道。

另外，少女痛经，如需停课、打止痛针，必须找专科医生就诊。

针对原发性痛经的“痛经方”

黄欲晓｜中国中医科学院西苑医院妇科副主任医师

痛经除了需好好休息外，其实还有一些缓解痛经症状的小方法，对原发性痛经可以起到有效的缓解作用。

热敷：拿热水袋放在腹部，一次数分钟，可以缓解因受凉引起寒凝血淤而引发的痛经。

艾灸：艾条（2 ~ 3 厘米）1 根，艾灸盒 1 个，把艾条放在艾灸盒里点燃，放在肚脐上面灸半小时，从月经第一天开始，每天一次，灸 2 ~ 3 天。

艾叶红糖鸡蛋熬粥：艾叶 6 ~ 10 克，鸡蛋 1 个，红糖适量。先把艾叶煮水，捞起艾叶后再放鸡蛋和红糖。痛经时连续喝 2 ~ 3 天，代茶饮。

益母草红糖水：益母草 10 ~ 15 克，红糖适量，煮水，经期喝。如果觉得煮水麻烦，也可去药店买益母草膏和益母草颗粒吃。

“痛经假”这样请

许钧｜复旦大学附属妇产科医院中西医结合科副主任医师

“痛经假”并非所有痛经者均可开具，应通过医学观察和辅助 B 超检查来判断。一般痛经妇女来院就诊时会有小腹寒冷或刺痛，并伴有下坠感，严重者大便清稀，呕吐，头痛，面色苍白，冷汗淋漓，坐卧不宁，疼痛难忍。医生会建议患者做 B 超检查以排除子宫内膜异位症或者子宫腺肌症。

因痛经来院就诊，医生会根据病情的严重程度来给予相应的治疗，一般会建议患者休息到腹痛明显缓解，开具 1 ~ 3 天的痛经病假证明。医生在工作站开具电子病假单，打印、签名、盖章，患者至护士站盖“病假专用章”后，病假单即可生效。

这种痛经，可能是子宫内膜异位症

姚书忠｜中山大学附属第一医院妇科主任

不少女性都有过痛经的经历，可是有人随着经期延长，疼痛却日渐加重，有的甚至月经结束了还在痛，这很可能是子宫内膜异位症，而非一般的痛经。

生完孩子，反倒痛经

子宫内膜异位症，简单说就是本应长在子宫的内膜组织，却长错地方了，比如长在盆腔、卵巢、骨盆或是肠道，虽然痛经是其典型症状，但子宫内膜异位症引起的疼痛还有不同之处。

一般的痛经是宫颈口狭窄导致的，有性生活以后会减轻，生了小孩后症状就会消失。子宫内膜异位症导致的痛经，往往是原来没有痛经，几年后或生孩子后才开始出现；或者原来有痛经，以后越来越重，生孩子后也不见好转，都可能是得了子宫内膜异位症。还有就是时间上有不同，原来是月经第 1 ~ 2 天疼，现在整个月经期都痛，而且其疼痛部位多在下腹部及腰骶部，有时会扩散至肛门或大腿，会有坠痛感。

并不是所有的痛经都一定是子宫内膜异位症，但如果出现了以上几种疼痛的情况，就要高度怀疑，应尽快就诊。而女孩子在刚初潮时，当妈妈的也一定要留意其月经是否正常，因为有的孩子会因生殖道发育畸形的梗阻而造成经血逆流，进而发生子宫内膜异位症。

这种痛经，导致不孕

临床中有不少女性因长时间痛经而到医院就诊，没想到最后却查出了不孕的原因。子宫内膜异位症不仅会导致经期疼痛，还会造成不孕，因为子宫内膜异常分布可能刺激盆腔腹膜，致使盆腔发生炎症、粘连，或是导致卵巢组织受到破坏等，进而影响到正常受孕。

手术切除病灶是该病的首选治疗方法，如果治疗后依然不能自然怀孕，就要及时通过辅助生育的方法来帮助怀孕。否则年龄越大，卵巢功能下降，就有可能失去生育的机会。

医治子宫内膜异位症，最好找大医院或是有经验的医生，因为这个病有局部种植、浸润生长等特点。有的医生可能因为经验、诊疗技术等限制无法做到彻底切除，而切除不干净不仅会埋下复发隐患，还会增加二次治疗的难度。子宫内膜异位症的切除要像治疗癌症一样，应尽早把有浸润的地方彻底切除。

Chapter 4

关爱乳房，保持舒适体态

乳房是女性的第二性征，她不仅赋予了女性身体上的曲线美，而且关乎生育之后的哺乳大计。为了保持自身的美丽，为了呵护我们的孩子，为了一生的幸福，我们一定要学会关爱乳房。乳房是女性身体中非常脆弱的、也是非常容易发生病变的一部分，比如乳房疼痛、乳腺炎、乳房衰老、乳房下垂、甚至乳腺癌等，都是我们需要去了解和预防的乳房问题。关爱乳房是每一位女性终身的必修课，如果你以前没有给予她足够的重视，那么就从现在开始跟随专业医师学习一些吧！

别迷信美容院的乳房按摩

张征｜复旦大学附属妇产科医院乳腺科主治医师

很多人问我，美容院里的乳房按摩有治疗作用吗？

其实，正规中医医师按照穴位经络分布进行疏通确实能达到一定的保健预防作用。但一个合格的中医按摩师的培养周期非常长，需要找准穴位，掌握合适的力道，需要将按、摩、推、拿、揉、捏、颤、打等手法组合，而流动性很大、普遍教育程度不高的美容院美容师很难一朝一夕速成。

美容院场景通常是这样的。

场景一：通过反复询问你是否有酸胀感来寻找穴位所在。一旦疼痛就煞有介事地告诉你，乳腺堵得很，不通则痛嘛。

场景二：跟你说摸到你乳房上有很多淋巴结，增生很严重。

场景三：生完孩子两三年，终于有时间自己做美容，结果美容师给按出乳汁了，不得了，孩子那么大了还有奶，要癌变呢！

其实，真相是这样的。

第一，穴位很多是一些骨性标志和神经经过的地方，正常人都会有痛感，并不代表越痛就是毛病越重，过度刺激穴位有时反而会带来伤害。

第二，乳腺科医生不会在乳房上摸到淋巴结，因为它们都长在腋窝或者坚硬的肋骨后面，乳房自身有淋巴系统，但是没长淋巴结。

最后一个问题，产后每个妈妈乳管的收缩能力恢复有差异，有些人甚至产后 10 多年乳管深部还有奶汁残留，一受热或者挤压就出来了，完全用不着担心。倒是有很多爱美人士被美容师暴力按摩挤压导致毛细血管破裂而引发乳头出血。

建议女性朋友们不要在那些美容院里挥金如土地进行每次数百元的无效按摩，不如定期来乳腺门诊让专科医生给你做个检查。

乳房周期性疼痛并无大碍

高润芳｜山西省人民医院乳腺科主任医师

很多女性在月经来之前会出现乳痛，如果到美容院等地方，常常会被说是乳腺增生，建议做乳房疏通。但真的是这样吗？其实，这种情况是乳房周期性疼痛，并无大碍。

伴随着青春期的到来，女性出现了每月一次的阴道出血，医学上叫作月经，是由于女性卵巢周期性分泌激素引起子宫内膜周期性脱落引起的。大多数女孩从小就知道月经是正常的，由于月经带来的诸多不适是“正常”的，没有必要去医院就诊。

但是乳房的周期性表现很少人知道，或者说大多数人都不知晓，再加上乳腺癌发病率的增加，严重影响了广大女性的身心健康。很少人从正规的途径学习乳房的正常变化，于是乎谈癌色变，谈乳房疼痛色变，把生理性的“周期性乳房疼痛”与所谓的“乳腺增生”等同起来，又把“乳腺增生”与“乳腺癌”的关系变得神神秘秘。从心理层面上来说，这种误解大大加剧了乳房疼痛的程度，使当事人几乎走进了死胡同，到处求医问药，想要根除此疾，实在是可叹！

乳房的周期性疼痛，是由于乳房的周期性变化引起的，表现在：从来月经前的第14天开始，乳房进入生理性的增生期，所以乳房有胀、痛、坠等感觉，有的3～5天，有的10天左右，一般会随着月经的来临减轻或者消失。月经过后10天左右，又开始进入下一周期的不适。这种不适的程度因人而异，直到进入绝经期。

所以提醒大家，如果乳房表现为周期性的疼痛，月经前加重，月经后消失，这是正常的生理性改变，一般不必就医，也不必服药，更不必恐慌。乳房周期性疼痛不是“病”。

分类应对各种乳房疼痛

刘荫华 | 北京大学第一医院普外科主任医师

“我的乳房疼得厉害，会不会是乳腺癌？”这是门诊医生经常遇到的患者疑问。

乳房疼痛有多种表现形式，有的是胀痛，有的是刺痛，还有的就像电流经过一般的放射痛，这些疼痛常常被笼统地解释为“乳腺增生”。

女性在一生的不同时期都可能会出现不同程度的乳腺“增生性变化”，比如青春期、妊娠期和产后，乳房腺体必然会增生，属于正常的生理现象。

此外，女性每一个生理周期过程中，其体内的雌激素和孕激素水平也发生着周期性的改变，并带来乳腺腺体增生与恢复的现象。这种改变也会引起乳房不适。通常，疼痛感会随着月经结束而缓解或消失。但是，由于体内雌激素和孕激素水平受到各种因素的影响，并干扰着乳腺腺体的增生与复旧，也有很多女性乳腺疼痛不适的表现没有显著的规律性。

关于乳房疼痛是否需要治疗，有两点建议。如果疼痛规律性强，症状不重，没有影响正常的生活和工作，都属于正常生理现象，一般不需要处理，保持心情愉悦、精神放松即可。如果症状严重，持续时间长且没有规律性，影响了正常的工作和生活，就要去医院看看并做必要的检查了，通过适当的药物干预，可以使一些女性的症状得到一定程度的缓解。

需要注意的是，目前没有一种药物能够从根本上解决女性生理周期过程中激素水平的变化问题，因而由于“乳腺腺体增生”并带来乳腺疼痛不适的表现难以避免。但是，绝大多数女性的疼痛是偶发和可耐受的。

其实，女性并非仅仅因为乳房疼痛而烦恼，更重要的是担心患上乳腺癌。乳腺癌最常见的临床表现不是疼痛，而是无痛性的乳房肿块。这种广义的以乳房疼痛为表现的“乳腺增生”与乳腺癌并无因果关系。

由于早期乳腺癌的症状不典型，40 岁以上或者有乳腺癌家族史的女性定期接受乳腺规范检查是早期发现乳腺癌的关键。

从专业角度来讲，乳腺钼靶 X 线检查能够非常客观地反映女性乳房的状态，但是亚裔女性整体的乳房腺体比较致密，脂肪含量比较少，乳房致密造成 X 线的透视度不是很好，所以乳腺钼靶 X 线检查不一定对全部亚裔女性都适合，而超声检查也有主观性较强的弊病，需要根据具体情况合理选择。目前，一般建议 40 岁以上的女性可以每年进行一次乳腺钼靶 X 线检查。而通常情况下，尤其是年轻女性和乳房体积不大、致密型乳房的女性选择 B 型超声波检查更合适。

好心情能驱走乳房疼痛

王丕琳｜北京天坛医院乳腺外科主任医师

摆脱糟糕情绪，是对乳房最及时的保护。做了多年乳腺疾病与心理关系研究，这是我最深切的体会。尤其是易急躁、负面情绪多的女性，更要警惕各种乳腺疾病。

我最近接诊了一名 25 岁的年轻患者，因经常乳房胀痛而就诊，在工作压力大或者心情不好时乳房胀痛的感觉尤其明显。仔细检查后发现，这名年轻的患者有严重的乳房增生。女性的乳房健康与心情紧密相关，长期紧张、低落的情绪会导致乳房疼痛、包块及乳腺增生等问题。平时出门诊，很多患有乳腺增生的患者都会咨询应该如何保养乳房，而我的回答很简单：保持心情愉快，每天对着镜子大笑三次。

远离乳腺增生等疾病，首先要放松心情。而当情绪不佳或精神紧张时，通过对下丘脑－垂体－靶腺轴的作用，影响内分泌激素的分泌与代谢，特别是卵巢激素、垂体促性腺激素、催乳素及雄激素分泌失衡时，就会引起乳腺疾病，如乳腺增生等，而且也可能成为乳腺肿瘤发生的诱因。荷兰的一项研究发现，乳腺癌与抑郁情绪之间有明显联系。

女性一定要调整好心态，要经常进行心理疏导和自我解压。尤其是年轻的职场女性，面对生活和职场的压力，更容易产生一些负面的情绪，更需要学会纾解压力，积极地面对生活。

运动也是一种良好的解压方式，医学研究发现，每天运动 30 分钟，能有效缓解

30% 的压力。女性的烦恼一定不要憋在心里，可以找一个没人的地方大哭一场或者向爱人、好友倾诉，让心中的烦恼一泄而空；也可以把枕头当作假想敌，擂起拳头狠打，让自己的负面情绪彻底地发泄出来；写日记也是一种良好的解压方式，在日记里记下让自己愤怒的人和事，把自己想说的话痛痛快快地诉诸笔端。

针灸能治疗乳腺疾病

王少军｜中国中医科学院针灸医院皮肤科主任医师

针灸治疗乳腺疾病，包括乳腺导管扩张、乳腺增生、乳腺纤维瘤、乳腺结节、乳腺囊肿等，都有很好的效果。

乳腺疾病的发生是由于女性体内雌激素和孕激素水平的失衡而引起的。当激素水平过高时，容易出现乳腺增生、乳腺结节以及子宫肌瘤，而激素水平过低又会引起功能性不孕等多种疾病。研究证实，在治疗乳腺疾病方面，针灸可通过刺激某些特定穴位来调节激素水平，使机体内环境得到改善，从而消除致病因素。

《外科正宗》云："忧郁伤肝，思虑伤脾，积思在心，所愿不得志者，致经络痞涩，聚结成核。"针灸之所以能治疗乳腺疾病是由于传统医学认为：情志内伤、肝郁、血淤痰凝、冲任失调为乳腺疾病发生的主要病机。

临床常用的主穴有乳根穴（局部取穴，具有畅阳明经气而活血的作用）、痞根穴（治疗痞块的经验穴）、腹结穴和气海穴（补肝肾、调冲任）。远端配穴常取梁丘穴（胃经郄穴，可止痛）、足三里穴、天枢穴（使气血充盛，冲任脉盛的作用）、颊车穴配合百会穴（调情志，有助于减轻患者的疼痛，舒缓急躁的心情，帮助身体恢复）、夹脊穴（选取相应脏腑所对的夹脊穴可以起到通调脏腑、疏通全身经络的作用）。这样通过主穴与远端配穴的结合，能达到标本兼治的目的。

针灸治疗乳腺疾病一般以 3 个月为 1 个疗程，1 周 2 ~ 3 次即可。接受治疗的患者每次针灸过后，都会明显感觉到乳房胀痛症状的改善，因此，下一次治疗时，也会根据患者的情况做一些穴位上的调整。

现在很多年轻女性由于生活不规律、工作压力大，常常出现乳房及其周围部位的不适。需要提醒的是，不能一出现疼痛就认为自己患了不治之症，过于紧张、担心。对于疾病的判断，需要科学的方法，首先需要患者对自身的感觉有一个明确的认识，再结合专业医生的体格检查、B 超等辅助检查，对症治疗。既不能不管不顾、掉以轻心，也不能矫枉过正。提倡用科学的手段，选择最适合的方法。

胸部下垂的五大元凶

刘小丰｜南京市妇幼保健院乳腺科副主任医师

随着年龄的增长，尤其是经过生产和哺乳之后，乳房松弛是一种自然现象。胸部下垂的主要原因是皮肤下面的胶原蛋白减少。但日常生活中一些行为也会加速胸部下垂的进程。

过度节食

减肥先减胸是众所周知的，其实，减肥不是让胸部变小的原因，节食才是让胸部变小的真凶。大部分时候，你的胸并不是变小，而是变得没那么饱满了。并且流失的脂肪可能再也无法通过正常的方式回归到你的胸部。

趴着睡觉

睡眠会占据 1 个人 1 天中一大半的时间，错误的睡眠习惯会造成很多问题，比如左右脸不对称、皱纹、胸部下垂等。不仅如此，趴着睡觉的睡姿还会挤压乳房，导致血液循环不良，这是造成胸部皮肤松弛和外扩的主要原因。

穿没有支撑力的文胸

胸部移动幅度越大，胸部皮肤和胶原蛋白所承受的压力就会越大。体重变化过大的时候，你知道衣服该买大买小，却很少会在意你的内衣要不要跟着你的体重走。其实，内衣也是有寿命的，要及时根据身体状况更换。身体处于活动状态时，无论是工作时还是运动时，都需要穿着具有支撑力的内衣，并且根据运动幅度以及运动量的大小选择不同支撑力的内衣。

高强度的运动

在运动过程中来回往复的剧烈动作可能导致胸部胶原蛋白破裂。当然，运动使人年轻，不能因此而停止运动，但要记得穿上有高强度支撑力的运动内衣。

洗澡水过热

用过热的水洗澡、泡澡都会造成胸部的收缩和松弛。所以，泡澡的时候尽量不要让水盖过胸部。用莲蓬头冲洗胸部的时候注意要由下往上而不是由上往下。这些习惯的长期坚持都会有好的效果。

衰老的乳房易生病

王丕琳 | 北京天坛医院乳腺科主任医师

乳房不仅代表女性的美丽，有时候更影响着一个家庭的稳定。乳房的健康女性不容忽略，但下垂、体积变小这些衰老的征兆，也预示着乳房变得更容易生病了。不少中老年女性朋友都觉得：都更年期了，绝经了，卵巢功能已经退化，乳房也已经萎缩，基本完成了它一生的任务，可以退出“历史舞台”了。但我想说，这种想法是错误的。

女性在进入更年期后，由于卵巢功能退化，体内的雌激素和孕激素分泌减少，的确导致乳房发生一系列变化，比如乳房体积变小、松软下垂、皮肤皱襞增加等，导致乳房不断衰老。然而，正因为乳房的衰老，不少疾病也会在这时凸显出来，所以不但不能忽略它，反而要比以前更关注它的健康。

大家唯恐避之不及的乳腺癌，其高发年龄就是在45岁以后，也就是女性更年期前后。高发的原因，主要有生理和心理两方面原因。

从生理方面来说，乳腺属于性激素的靶器官，受内分泌影响较大，更年期后内分泌紊乱，很容易引起各种乳腺疾病。更年期后乳腺组织萎缩，出现纤维或脂肪组织增生，也容易引发乳腺疾病。而且，更年期女性的体内脂肪代谢容易发生紊乱，这些过量的脂肪会导致雌激素和催乳素合成增多，刺激乳腺组织，诱发乳腺癌。

不仅如此，很多更年期女性变得急躁、易怒，或情绪紧张、抑郁，还经常失眠、头痛，导致体内激素分泌过剩，免疫功能降低。中医也认为，长期郁郁寡欢的女性，会因为气血淤结而诱发乳腺癌。

所以，进入更年期以后的女性朋友，要更关注乳房的健康，除了坚持进行自检外，还要定期到医院做专科检查。对乳房突然出现的异常感觉、乳房体积形态的改变、乳房肿块、乳头溢液等情况，要及时就诊。

另外，中老年女性的乳房随着激素分泌减少，会变得松弛、失去弹性和紧致感，日常保养有助于延缓乳房衰老的进程。

经常按摩乳房，促进乳房的血液循环。每天坚持在淋浴时借用喷头的水力对两边乳房进行按摩。临睡前，涂抹适量胸部乳液，然后用手掌从乳房的中心位置开始，以画圈的形式向上按摩至锁骨位置，再把范围扩大到乳房周围继续做螺旋状按摩。每个动作重复10次，直到胸部感觉隐约发热为止，有助于改善乳房外扩和下垂。

加强胸部锻炼，如扩胸运动等，有助于促进肌肉强健。

无论身材是不是走形，都要佩戴尺寸合适的胸罩。在选择胸罩时，尽量选择肩带较宽、腋下两端较宽厚的胸罩，而且注意胸罩的钢圈不要强压住胸部。

避免吃过于肥腻厚味的食物，少吃烧烤、煎炸类食物。坚持适当的户外运动，保持开朗心情，可延缓乳房的衰老。

不少老年女性为了减轻更年期综合征引起的症状，会接受激素替代疗法。建议大家慎用含有雌激素的美容化妆品和药品。若要用，一定要在专业医生指导下使用，避免增加患乳腺疾病的概率。

自检乳腺年龄要提前

廖宁｜广东省人民医院肿瘤中心乳腺科主任医师

目前国际通用的临床指南，都建议女性从 25 岁开始，每年进行一次乳腺的临床体检。但在接诊过的乳腺癌患者中，年纪最小的仅有 16 岁。现在少女由于营养充足，性意识苏醒较早，很多女孩在十五六岁时，乳房的大小、形状等发育程度已基本接近成年女性。因此，她们也和成年人一样有患乳腺疾病的风险，所以定期做乳腺检查必不可少。乳腺检查包括两个方面，一个是自我检查，一个是临床的医学检查。

15 岁就要开始自检

15 岁以上、月经初潮已来临、乳腺已发育的女孩子，就应该学着自我检查乳房。乳房的自检，如果没有突发的不舒服症状，每半年左右进行一次足矣。现代女性工作压力和生活压力都很大，密集的检查会增加压力，反而不利于乳腺的健康。

25 岁以上，每年做次彩超

25 岁以上的健康乳腺，每年进行一次乳腺彩色 B 超检查就足够了。但如果乳腺查出有异常（乳腺肿块、结节等肿瘤性质待定的病灶），就要每半年检查一次。

除此之外，如果有典型的家族病史，比如家中曾有患卵巢癌以及乳腺癌的直系亲属（母亲、姨妈、外婆、姑姑、奶奶等），那么进行乳房检查的时间要相应提前。

40 岁以下的女性，如果在乳腺 B 超中发现有肿块、囊肿等异常情况，也不建议做钼靶检查完成进一步的确认，而应该采用核磁共振。这是因为钼靶检查是放射性的检查，对于年轻女性，尤其是 20 多岁的育龄女性，其乳腺组织非常致密，腺体组织没有退化，如果用钼靶检查，放射线穿透乳房的时候，就会被腺体所吸收，这样拍出来的钼靶照片不仅模糊不清，无法辨别肿块和腺体之间的区别，还让年轻女性白白摄入了很多射线。

40 岁，加上钼靶检查

一般建议女性从 40 岁开始进行钼靶联合乳腺 B 超检查，但是，如家族中至少有三个女性患有乳腺癌，或者母系家族里面有一个以上患有卵巢癌时，检查时间就要提前到 35 岁了。

针对不同病灶，钼靶和乳腺 B 超有它不同的针对性和特殊性。钼靶检查对于以钙化为表现形式的早期乳腺癌，诊断准确性相对较高。而 B 超检查囊肿、肿块的能力强，尤其是对特定肿瘤，如乳头状瘤，B 超更能显示它的优势。

有种乳腺癌年轻患者要注意

张安秦｜广东省妇幼保健院乳腺病防治中心主任医师

有一类癌，其发病率越来越高，且越是年轻患者越危险，那就是乳腺导管原位癌（DCIS）。

乳腺导管原位癌大部分没什么症状，有时候很难发现，大多是用钼靶检查发现的。我们平时说的乳腺癌，一般是指乳腺浸润癌，乳腺导管原位癌其实就是浸润性乳腺癌的前期病变。

多伦多一项针对十多万名乳腺癌患者的分析表示，35 岁以下的乳腺导管原位癌患者，不分高中低危险级别，其 20 岁的死亡率大概是 7.8%，而 60 岁以上的死亡率只有 3.2%。所以，年轻的乳腺导管原位癌患者都应该重视。

对于乳腺导管原位癌的治疗，低危险级别的，一般就是行肿块切除术。做完肿块切除后，还要做全乳的放射治疗。

一旦不幸查出患有乳腺导管原位癌，不需要过于紧张，因为它的预后非常好，大多数也不会影响寿命，只要跟医生好好沟通，一起制订适合自己的治疗方案即可。

有种乳腺癌症状像是皮肤病

刘坚｜杭州市第一人民医院乳腺外科主任医师

最近，一位 50 多岁的女性患者，因乳房上长“湿疹”到皮肤科就诊，医生建议到乳腺科做进一步检查，最终被确诊为乳腺癌。

为什么乳腺癌会像湿疹？因为有种乳腺癌叫“湿疹样乳腺癌”。接诊过的患者中，大多数人都会先按皮肤病治疗，有些自己买药膏涂抹，结果久治不愈，病情反而更严重了，等到出现乳房溃疡时才到医院看。

湿疹样乳腺癌的发病率不高，大概为 0.5%，症状的确与湿疹很相似，都是乳头、乳晕附近发红、瘙痒、长皮屑等。多数患者常以乳头局部奇痒或轻微灼痛而就诊。这种乳腺癌往往比湿疹有更严重的皮肤表现，通常患者的乳头、乳晕部位皮肤发红，轻度糜烂，有浆液性物质渗出而潮湿，有时还覆盖黄褐色鳞屑状痂皮，病变皮肤变硬、增厚，与正常皮肤分界清楚，严重的患者乳头外形都改变了。而普通的湿疹一般经过正规治疗后少有溃疡、糜烂等严重后果。

在乳腺癌家族中，单纯性湿疹样乳腺癌占 10% ~ 20%，而且 80% ~ 90% 的湿疹样乳腺癌还伴有乳腺其他部位的肿瘤，伴发肿瘤可以为乳腺导管原位癌或浸润性乳腺癌。单纯性湿疹样乳腺癌的恶性程度并不高，而且发展相对较缓慢，如果能早期发现，治疗效果通常是比较好的。

当中老年女性发现自己的乳房长“湿疹”，特别是单侧乳房上长，更严重的发现有溃疡，一定要尽早到乳腺科做详细检查。最好先排除恶性肿瘤的可能，如果确诊是单纯的皮肤病，再按皮肤病治疗。有些人治不好也不做进一步检查，白白耽误了治疗的时机，门诊中发现这类乳腺癌患者到被明确诊断时，一半以上都已经到了中晚期。

特别提醒 40 岁以上的中老年女性，如果发现乳房上长“湿疹”不容易痊愈，几经治疗也不见好转时，建议早点去做详细检查。如果发现有恶性病变，一定要及早治疗。

Chapter 5

娇养卵巢，留住年轻资本

卵巢是女性重要的内生殖器官，除了正常的排卵功能外，它最重要的作用是通过分泌性激素来维持女性姣好的容颜、挺拔的乳房、凹凸有致的身材、正常的生育力，使女人年轻、美丽、健康，因此可以说，卵巢健康是女性保持年轻的资本。然而，临床中发现，卵巢健康还没有引起大家足够的重视，如卵巢早衰及卵巢囊肿等疾病的发病率愈发呈现年轻化的趋势。卵巢比较娇嫩，深藏于盆腔，因此更需要有意识地加以呵护，用心娇养。为了引起大家对卵巢健康的重视，本章汇集多位妇产科主任医师，专门来探讨这一话题，来教给大家悉心养护卵巢的正确方法。

卵巢与女人的美丽息息相关

孙爱军｜北京协和医院妇产科主治医师
任慕兰｜东南大学附属中大医院妇产科主任医师
蔡云朗｜东南大学附属中大医院妇产科主任医师

女性从人面桃花的青春期到人老珠黄的更年期，也就短短 30 多年的时间。姣好的容颜能保持多久，生育力能持续到多少岁，这可能是女性最关心的两个问题，而这都和性激素有关。

女性的卵巢主要分泌雌激素、孕激素这两种性激素，另外还有少量的雄激素。三种激素的分泌被下丘脑 - 垂体 - 卵巢轴层层分管着，任何一个环节发生故障，都会破坏平衡，导致激素分泌紊乱，带来一堆问题，比如月经不正常了，体形走样了，皮肤变差了，受孕困难了……

雌激素——女人味

雌激素让女人之所以成为女人。女性进入青春期后，卵巢开始分泌雌激素，一方面促进子宫、输卵管、阴道、外阴等生殖器官的发育和成熟，让女性拥有成为一个完整女人的“硬实力”；另一方面促进乳房发育、皮下脂肪聚集，让女性变得凹凸有致、婀娜多姿。雌激素还与孕激素一起作用于子宫内膜，产生月经。

女性体内 400 多个部位都需要雌激素的滋润，雌激素应该处于微妙的平衡中，少了或是多了，生殖系统、心血管系统、泌尿系统、神经系统等都会受到影响。

下丘脑 - 垂体 - 卵巢轴调控失灵、卵巢疾病、内分泌失调、糖尿病等会引起雌激素缺乏。女性进入更年期，卵巢功能逐渐衰退，雌激素水平下降，直到完全绝经后雌激素水平非常低。

雌激素缺乏会引起子宫、阴道萎缩，乳房下垂，皮肤喑哑无光、容易长皱纹和色斑，月经不调、骨质疏松、冠心病等问题也可能找上门来。身材走样、容颜早衰、越来越没有女人味，还让女性承受着不小的心理压力，从而情绪低落、抑郁。如果发现自己常感到潮热、心悸、腰酸背痛、易疲劳、易烦躁，要当心雌激素缺乏。雌激素水平异常还可能导致排卵异常，不易受孕，还可能会有子宫内膜增厚或子宫肌瘤，患乳腺癌的风险也相对较高。

孕激素——生儿育女

孕激素的作用主要是“孕”作用，它让女性能够生儿育女，闪耀着母性的光辉。孕激素促进子宫内膜成熟，能够接纳胚胎，具备生育能力；使增殖期内膜转化为分泌期内膜，有利于受精卵着床；抑制子宫收缩，让胚胎和胎儿在子宫内安全地生长发育；对抗雌激素的内膜增生作用，防止内膜病变……在临床上，含有天然孕激素或合成孕激素的药品还被用于先兆流产、不孕症、子宫内膜异位、功能性子宫出血、闭经等的治疗。

如果女性有排卵障碍，比如不排卵、没有黄体形成，体内一般缺乏孕激素；卵泡发育不良或妊娠早期，黄体功能相对不足，孕激素也分泌不足。孕激素不足，直接影响新生命的孕育，也会带来妇科疾病：胚胎不能着床，导致不育；宫内胎儿安全受到威胁，可能流产；子宫内膜持续增殖，会发生癌变。孕激素异常还会带来患黄体囊肿、葡萄胎、卵巢瘤等疾病的风险。

雄激素——力量

雄激素代表着男性力量，但女性体内少量的雄激素也有着不可替代的作用。雄激素的分泌促进女性外阴发育，促进腋毛、阴毛的生长，促进骨骼、血红蛋白的合成。而且，它还与雌激素的合成息息相关。

多囊卵巢综合征、卵巢肿瘤、肾上腺皮质功能亢进等会引起女性雄激素水平过高。当雄激素水平过高时，女性可能患上高雄激素血症，好端端的淑女摇身一变成了“爷们儿”：阴部、腋下、四肢的毛发疯长，有的还会长胡须、胸毛，乳腺萎缩直接影响胸部美观，喉结突出、声音低沉男性化，体形肥胖，皮肤粗糙，满脸痘痘。光是这些变化已经让女性沮丧自卑了，但它还有更大的危害，干扰卵泡的生长发育，引起排卵障碍、黄体功能不全，出现月经紊乱、闭经甚至不孕，发生子宫内膜癌的风险也比一般人高。而雄激素水平低则会影响女性的性欲，“性福”指数大打折扣。

给女性朋友的建议

通常情况下，女性体内的性激素水平处于微妙的平衡中，不要为了追求好身材、高颜值，盲目补充各种激素类产品。一些来路不明的美容养颜产品很可能含有大量复杂的激素成分，长期服用不仅扰乱了正常的内分泌，还会带来疾病风险。女性一旦发现月经异常，可能是激素水平不正常，应该通过检查确定病因，并在医生指导下按照严格的药物剂量要求进行妇科内分泌治疗。

平时保持规律作息，遇到压力要学会排解，让身心愉悦，适量运动，这样也有利于维持性激素的平衡，留住健康与美丽。

过度减肥会导致卵巢早衰

沈涛｜南京军区总医院生殖中心主治医师

现在经常在门诊遇到一些不孕的女性，年纪轻轻已经出现卵巢早衰，“20 多岁的人 50 多岁的卵巢”，这话一点不夸张。

影响女性卵巢早衰的原因很多，一部分归结于先天遗传因素，另一部分就是由后天环境引起，如继发于免疫系统疾病、感染病毒等微生物、抽烟、喝酒、精神压力大、过度减肥等。其中，过度减肥就是常见的诱发因素之一。

现在很多爱美女士过度减肥，导致体脂率急剧降低，当体脂率过低时，就会影响体内雌激素的水平，进一步导致内分泌失调、月经紊乱，甚至出现闭经，抑制卵巢的排卵功能，长期如此，可造成卵巢功能早衰。

现代的女性处于激烈的竞争中，作息不规律，精神压力过大，影响内分泌调节，导致卵巢功能过早衰退。若治疗不及时，易导致不孕。

所以，女人预防卵巢早衰的方法也很简单，坚持合理的作息时间，规律的饮食起居，保持心情舒畅就好。

28 岁以后要定期查卵巢

杨保军｜北京天坛医院妇产科主任医师

卵巢是重要的内生殖器官。然而，临床中发现，卵巢健康还没有引起大家足够的重视。

如常见的卵巢囊肿，在月经来临之前，容易引发小腹胀痛和局部性疼痛，很多女性不以为然，直接划入痛经之列。卵巢囊肿如果没有得到足够重视，会进一步恶化，甚至促发卵巢功能进一步下降，使孕激素和雌激素的分泌减少，影响女性内分泌和形体、容颜等多个方面。这些都需要依靠内窥镜或腹腔镜、B 超等进行精确判断。

卵巢早衰及卵巢囊肿等疾病发病率愈发呈现年轻化的趋势，女性从 28~30 岁这个年龄层开始，最好要有意识地对自己的卵巢进行定期、全面的检查。

首先，必不可少的是 B 超检查。每年进行 1 次 B 超检查，能显示卵巢大小，查看卵巢情况。如果 B 超检查中未见卵泡的，则表明有卵巢早衰迹象，要及时进行科学治疗。如果可见多个小卵泡，很有可能属于无反应卵巢综合征。这些病症都是需要及早知晓、及早治疗的。

其次是腹腔镜检查。一般情况下，如果女性出现卵巢早衰，在腹腔镜检查中会见到卵巢萎缩，卵泡不明显，甚至在卵巢内找到抗卵巢抗体，一旦出现这种情况，需要按照医生的指引，进行合理的医学治疗。

除此之外，还有体征和妇科检查。例如测量体温极限，检查女性阴道黏膜的充血及皱褶程度等；还可以进行血液化验，利用内分泌激素测定来查看卵巢功能。如果通过内分泌测定，发现女性有雌激素减少、黄体不足等情况，也具有一定的卵巢早衰征兆，需及时治疗。

卵巢早衰具有不可逆性，一旦出现卵巢早衰，只能尽力缓解、减慢早衰速度，及时就医。

对于出现卵巢早衰征兆的女性，建议在日常生活中搭配一些食物，能起到很好的保健作用。这里推荐花生糊、牛肉茶。

花生对身体内部循环系统有着非常好的促进作用。花生含有丰富的维生素 E 和脂肪，抗衰老能力强，有助于卵巢保持活力。将花生炒熟后剥去红衣，放入干磨杯搅拌，倒入适量糯米粉再搅拌 2 ~ 3 次，然后加热水冲泡，做成花生糊，每天喝一碗即可。

牛肉茶的做法是，将适量牛肉洗净、切块，除去泡沫和肥膘后煨炖，然后放入适量胡萝卜、洋葱、枸杞子，煮熟后加入盐调味即可。

有些肚子疼是卵巢出事了

邹世恩｜复旦大学附属妇产医院妇科副主任医师

卵巢比较娇嫩，深藏盆腔，出问题的时候也常常是羞答答的，不甚明了。下腹痛原因众多，严重程度不一，一般的轻微疼痛不要紧；但是，当出现下腹痛持续时间长或疼痛难忍或有其他不适时，千万要到医院找医生看一看。

排卵痛

正常育龄期女性，每个月会有一个卵子成熟、排出，为与精子结合做准备。一般排卵在两次月经的中间时间，如果周期是 28 天的话，排卵多数在月经来潮的第 14 天前后，而不是月经干净后的第 14 天。

排卵时卵泡破裂，排出来的卵泡液刺激腹膜，可能会产生钝痛、酸胀等不适，持续半天或一天就会自行消失，有的人甚至感受不到明显疼痛。这种疼痛是生理性的，不用担心。如果疼痛持续时间过长，或难以忍受，那么需要到医生那里去看看。

黄体破裂

卵巢排卵后，卵泡壁塌陷，在激素的作用下演变成一个细胞团，新鲜时显黄色，称黄体。黄体可分泌孕激素，维持正常月经。所以，如果黄体破裂，多数发生在排卵后到下次月经前这段时间。黄体内有一些毛细血管，也会有一些出血，如果出血多，会自发地破裂；如果下腹受到外力的撞击，或者剧烈运动、用力咳嗽、解大便太用力时，腹腔内的压力突然升高，也会让黄体发生破裂。

黄体破裂引起的下腹痛多数是突然发作，单侧发生，可轻可重，轻微的疼痛，如果出血不多，可以自行缓解。但是如果疼痛剧烈，或者出血很多，会引起休克，危及生命。

卵巢上的子宫内膜异位症

子宫内膜异位症的发病率越来越高，虽然是良性的，但容易复发，发生的部位也千奇百怪，有“转移性”，最常发生的部位是盆腔，尤其是卵巢。

每个月来“大姨妈”的时候，异位的子宫内膜也像宫腔的内膜一样增生脱落，可惜却不能排出体外，自然就引起异位病灶的不适，表现为下腹部疼痛。时间长了，局部积下来的出血越来越多，就会形成囊肿，由于陈旧性的出血常常像巧克力液，所以，这种类型的囊肿又叫作“巧克力囊肿”。

卵巢囊肿破裂

卵巢囊肿种类繁多，是女性常见病、多发病的一种。发生破裂的囊肿多数以液性为主，也就是说囊肿内液体居多，比如巧克力囊肿、畸胎瘤、黏液性或浆液性囊肿等。与黄体破裂的诱发因素相似，当出现腹腔内压力增加等情况，可突发下腹疼痛，临床表现与黄体破裂十分相似。但是囊肿破裂发作的时间可以是任何时候，与月经周期没有关联。

卵巢囊肿蒂扭转

卵巢囊肿发生蒂扭转，也与月经周期关系不大，常见于体位突然变化、剧烈运动时。怀孕和月子期间，由于子宫大小改变，也容易发生。卵巢囊肿蒂扭转表现为突发的一侧下腹痛，有时伴有恶心、呕吐。扭转如果比较严重，可以“掐死”卵巢，阻断卵巢的血供，手术时需要切掉卵巢。

卵巢“宫外孕”

宫外孕，学名叫异位妊娠，最常见的发生部位是输卵管。但是，如果精子太激动，跑过头，直接在卵巢上与卵子发生关系；或者受精卵迷路了，游错方向，那么这个宫外孕有可能发生在卵巢上面。这下麻烦了，早晚要破裂出血，引起下腹痛，而且也有大出血、休克的风险，甚至危及生命。

卵巢发炎

卵巢比较害羞，躲在盆腔深处，一般情况下，外界的致病菌很少能影响到。但是如果女性抵抗力低下、人流过多、不注意个人卫生等，可能也会患卵巢炎，多数同时患有输卵管炎。这些炎症急性发作的时候可能有发热、下腹痛、白带异常、腰酸痛等；变成慢性后，除长期下腹痛，还可能影响月经，发生盆腔粘连、不孕不育等。

提醒大家，下腹痛原因多样，若下腹痛持续时间长或疼痛难忍，一定要及时救治，不要耽误。

多囊卵巢综合征患者的规范化治疗

阮祥燕｜首都医科大学附属北京妇产科医院内分泌科主任医师

多囊卵巢综合征患者最明显的表现，就是男性化体征，水桶腰、多毛、长痘、皮肤褶皱处发黑，似乎总也洗不干净，即便是普通人也可以判断出来。因为多囊卵巢综合征，“女神”变成了“女汉子”。

傍晚六点半，北京妇产医院内分泌科门诊依旧还有不少患者就诊。在这一天的门诊量中，120 多个患者，大概得有 60 多位都是因为多囊卵巢综合征前来就诊的。

对年轻的多囊卵巢综合征患者来说，最大的危害之一就是不孕。长期慢性雄激素水平上升，还会导致一系列代谢异常，如血脂代谢会受到影响，使女性患者在很年轻的时候就出现心血管问题；糖代谢也会出现异常，从而出现胰岛素抵抗，诱发糖尿病。由于患者体内的孕激素水平非常低，子宫内膜无法正常脱落，还可能诱发子宫内膜癌。

尽管如此，很多人仍然不够重视这种疾病。多囊卵巢综合征是一种慢性病，一旦患上往往需要长期治疗。但很多人都是因为不孕才来就诊，等生完孩子后，就不再积极治疗了。而随之而来的问题并不少见。

最近，中国医学科学院阜外医院就请我去会诊。一位年仅 35 岁的女性，重度肥胖，因高血压入院治疗。这位患者高血压反反复复，难以控制。经过会诊发现，难控的高血压其实是多囊卵巢综合征所致。因患者已经生育，忽略了多囊卵巢综合征的治疗，结果，让本该是老年病的高血压提前 20 多年发生。

规范化的治疗，对于多囊卵巢综合征患者极为重要。规范化治疗，包括以下五个方面。

维持正常月经

多囊卵巢综合征往往会导致月经不正常，子宫内膜每个月不能正常脱落，时间久了会导致子宫内膜过度增生，这直接增加了子宫内膜癌的风险。所以不论患者目前要不要孩子，都一定要保证月经规律。

积极控制体重

诊断为多囊卵巢综合征以后，还要排查肝功能是否正常，血压、血糖是否正常。除了对症处理外，患者最关键的还是要控制体重。体重控制好了，肝功能就会恢复正常，血脂、血糖等往往也会降到正常水平。

定期营养测定

定期进行营养测定，通过测定代谢率、脂肪含量，以及饮食和运动习惯，医生会给出综合评估和建议。营养测定有助于多囊卵巢综合征患者改善不良的生活方式，建议至少每年做一次检测。

配合药物治疗

多囊卵巢综合征主要是患者体内雄激素过高，因此要服用有针对性的降雄激素的药物，目前首选口服避孕药，以降低雄激素水平。此外，如果患者伴有血糖高，还需加一些降糖药物。

所有患者就诊时都会问，吃激素会不会有副作用？激素所带来的风险主要是静脉血栓的问题，因体质等原因，我国患者发生率较低，如果没有家族史，则没必要担心。而停药带来的问题则远远高于这潜在的风险。

孕产期不能大意

经过以上综合治疗后，多囊卵巢综合征患者也能正常怀孕。患者准备怀孕时，需停服避孕药，进行促排卵治疗。但多囊卵巢综合征患者由于黄体功能不足，流产率较高，因此，排卵后还需进行黄体酮支持治疗，提高妊娠率。而产后 3 个月，应继续接受常规治疗，以维持正常月经，直至绝经期，避免长期闭经导致骨质疏松等问题。

多囊卵巢综合征患者要记住三原则

金春兰｜中国中医科学院针灸医院妇儿科副主任医师

少吃多动

多囊卵巢综合征患者容易出现胰岛素抵抗，日后容易发展为糖尿病。建议买一本糖尿病饮食书籍，指导日常清淡饮食。同时，一定要多运动，不要偷懒，避免糖尿病、高脂血症、高血压、冠心病等诸多问题。

少气多乐

多囊卵巢综合征患者一定要开心，不要焦虑。女子以肝为本，情绪问题影响肝的疏泄，会进一步影响月经，所以，要想月经好，就要设法每天让自己开心。

早婚早育

由于多囊卵巢综合征会影响生育，建议患者在许可范围内尽量早生育，一方面避免日后不易怀孕的问题；另外一方面，怀孕也有助于多囊卵巢病情的控制。

当卵巢碰上畸胎瘤

谭先杰｜北京协和医院妇科主任医师

纵膈畸胎瘤是畸胎瘤的一种，但并不常见，脊柱前方、盆腔等部位也可发生畸胎瘤，而更常见的应属卵巢畸胎瘤。卵巢畸胎瘤好发于生育年龄妇女，几乎占女性生殖系统良性肿瘤的一半，也是在怀孕妇女中最常发现的良性肿瘤。

小的卵巢畸胎瘤并不惹是生非，就是做超声检查时会发现卵巢上长了一个小瘤子，或者患者得知卵巢有瘤子后感觉下腹部不舒服而已。如果瘤子较大，同时患者的身材又苗条，有时在沐浴的时候也会摸到。卵巢畸胎瘤本性虽善，但也容易惹出大事儿，囊肿发生扭转，导致腹痛、恶心，需紧急处理，以避免卵巢坏死，引起腹腔粘连等问题。

畸胎瘤通常不影响卵巢功能，患者能正常受孕，且有时是带瘤怀孕，这也是为什么很多女性到检查妊娠时才查出瘤子来。但如果瘤子较大，一般需要在妊娠 14 ~ 16 周时做手术，因为这个时候手术引起流产的风险最小。

反复腹胀腹痛，警惕卵巢癌

林丽珠｜广州中医药大学第一附属医院肿瘤中心主任

出现腹胀、腹痛、胃口变差等症状，大部分人第一时间会选择去消化科看病。但如果治疗了一段时间（一般以半个月至一个月为期限），腹胀、腹痛仍没好转，或者好转一下又再次出现反复症状的，也许，身体已经发出了卵巢癌的警告信号了。

卵巢肿瘤会使周围的韧带受到压迫、粘连、牵拉，还有腹水的不断刺激，会导致腹胀、腹痛等消化道症状。但此时，卵巢癌往往也属于比较晚期的了。建议育龄期的女性朋友应该每年定期进行一次身体检查；有卵巢癌高危因素的人（如有卵巢癌或乳腺癌家族史者、未生育者、使用过促排卵药物者等），应每半年进行一次妇科检查及 B 超检查，以使排除可能存在的病变。对于难以确诊或已有明确病变的，可进一步行 CT、MR、PET/CT、病理活检等检查。

朱莉预防卵巢癌，为啥先切输卵管

谭先杰｜北京协和医院妇产科主任医师

美国著名影星安吉丽娜•朱莉因携带 BRCA1 基因突变，先是预防性地切除了双侧乳腺来预防乳腺癌，后来又切除双侧输卵管以预防卵巢癌。很多人不解，切除双侧输卵管与卵巢癌有什么关系呢?

组织病理学研究认为，高级别卵巢上皮癌不是来源于卵巢本身，而是来源于远端输卵管。这种观点也得到了临床资料的支持。临床研究显示，切除输卵管后的妇女患卵巢癌的风险下降超过 60%。因此，对于 BRCA1/2 基因突变携带者，不切除卵巢而只切除双侧输卵管，也能很大程度上预防卵巢癌。

什么时候进行预防性卵巢和输卵管切除呢？根据临床研究资料，散发性卵巢癌的中位年龄为 63 岁，而 BRCA1/2 基因突变携带者发生卵巢癌的年龄较小，17% 发生在 40 岁之前，33% 发生在 50 岁之前。故目前认为，最佳的手术时机为 40 岁之前或者稍晚几年，或推迟到完成生育任务之后。

另外，对于没有卵巢癌高危因素的女性，不提倡通过预防性切除卵巢和输卵管的方式来预防卵巢癌。临床研究表明，预防性切除卵巢和输卵管，能明显降低卵巢癌的风险，但同时会增加冠心病、骨质疏松和脑卒中的发生风险。因此，对于携带 BRCA1/2 基因突变的女性，才建议进行预防性输卵管和卵巢切除。

关于卵巢癌的三个“七”

向阳｜北京协和医院妇产科主任医师

卵巢癌是妇科肿瘤中最麻烦的，也是医生最不愿意遇到的。在这个不太大的器官上，一旦发生癌变，七成患者在发现时已是晚期；七成患者 5 年内会死亡；七成患者发生时都在 50 岁以上。北京协和医院妇产科副主任向阳教授，用三个“七”总结了卵巢癌的特质。

七成患者是晚期

卵巢深居于盆腔，基本没有典型症状，而且它看不到、摸不到，即便肿瘤标志物检查也没有较好的特异性。单纯的妇科检查，包括体格检查、影像学检查、B 超等都很难发现。

一旦患者感到腹部不适、疼痛、腰围突然增大时，肿瘤已进展到晚期。尤其是有明显腹胀的患者往往合并腹水，却常被误认为中年发福，所以等有了症状再检查，大部分患者已是晚期。

七成患者会死亡

卵巢上皮性癌可以说是最致命的妇科恶性肿瘤，每年有 22.5 万新发病例，死亡人数高达 14 万。原因就是缺少有效的筛选方案且早期患者无症状，70% 以上病例就诊时已为晚期，晚期患者长期生存率不超过 30%。

目前，卵巢癌治疗是在手术尽可能地切除原发病灶和转移病灶的基础上辅以术后化疗，但遗憾的是晚期卵巢癌治疗后仍可能复发，预后不乐观。

七成患者发病在 50 岁以上

70% 的卵巢上皮性癌患者为 50 ～ 60 岁处于围绝经期的女性，这个阶段卵巢功能接近衰退，为什么还会发生癌病？事实上，随着雌激素水平下降和排卵停止，促排卵激素分泌增多，不断地对卵巢进行刺激，这种围绝经期内分泌的改变也会导致卵巢的环境改变，可能会增加患卵巢癌的风险。

卵巢癌早期预防比较难，除定期进行妇科检查及 B 超检查外，在卵巢癌中将近有 20% 的人是由 BRCA 基因突变导致的，尤其是有家族病史的人，应尽早到正规医院进行该基因检测。如果明确携带有 BRCA 基因突变，则建议 40 岁以上并已完成生育的女性，最好进行早期预防性卵巢和输卵管切除，就可以达到预防卵巢癌的目的。

Chapter 6

暖养子宫，守护健康本源

子宫是女性孕育生命的摇篮，是女人一切美好的开始，是女人一生健康的源泉。呵护好子宫，就是呵护好女人一生的健康和美丽。子宫需要暖养，否则一些疾病就会找上门来，比如月经量过少、痛经、闭经、产后腹痛、产后恶露不下等；子宫更需要小心的呵护，否则相关疾病就会乘虚而入，比如与妊娠相关的子宫损伤，各种微生物感染的子宫炎症，内分泌失调导致的子宫肌瘤、宫颈癌等。哪些行为会损伤子宫？哪些措施能有效预防子宫疾病？哪些方法能够调理子宫的不适？保养子宫需要了解的事情，本章将为你解答。

宫寒女的驱寒方

吴向红｜中国中医科学院广安门医院妇科主任医师

在很多文学作品中，我们常常可以看到这样的一个桥段：“老中医”号脉后，严肃地告知患者“宫寒”不能受孕……在临床上也常有朋友忐忑地询问自己是否“宫寒”。

“宫寒”在中医古籍及中医妇科相关专著中并无记载，它是“寒凝胞宫”的一个通俗说法，可以理解为由于外来之寒邪或者是人体阳气不足，内寒停滞在女性胞宫（生殖器官），使生殖器官的功能受损而发生一系列疾病的统称。

宫寒最常见的疾病有月经后期、痛经、月经过少、闭经、产后腹痛、产后恶露不下、不孕症等。常常表现为面部长斑、气色差，月经周期延后，经量减少，经色暗紫有血块，经行涩滞不畅，严重的会出现闭经。

对于宫寒的女性，不妨从以下三个方面来调整预防。

药膳调理

适合于女性温补的经典药膳首推“当归生姜羊肉汤”。主料为当归 20 克，生姜 30 克，羊肉 500 克。将羊肉洗净，剔去筋膜，入沸水锅内焯去血水后，捞出晾凉，切成约 5 厘米长、2 厘米宽、1 厘米厚的条备用。当归、生姜用清水洗净后顺切大片，纱布松松地包住捆扎好。在锅（最好是砂锅）中加入适量清水，然后将切成条的羊肉下入锅内，再下当归和生姜，先用大火煮开，撇去浮沫，再用微火煨两个小时左右，至肉烂即可。吃肉喝汤，如伴以少量温黄酒助兴，效果更佳。

常按“大椎穴”

督脉上有一个暖身的穴位——大椎穴，人体的六条阳经都在这个穴位上交会，是“阳中之阳”的暖身大穴。常按大椎穴能升发阳气，驱寒生热。找大椎穴也容易，低头，颈部下端最突出的椎骨下方的凹陷处就是大椎穴。每日早、晚各用手掌搓大椎穴 5 ~ 10 分钟，觉得穴位处酸胀发热即可。平时可以沿着脊柱揪后背，刺激督脉，有助于升发阳气，驱寒生热。

砭石热疗

砭石有安神、调理气血、疏通经络的作用。用三块巴掌大小的扁形砭石，放入60℃～70℃的热水里几分钟，取出后擦干，一块平放于小腹正中偏下一点的位置（中极穴），另两块放在中极穴的两侧（子宫穴），5～10分钟后取下砭石，再加热后放在穴位处，重复3次。每天坚持用砭石热敷穴位，有温经通络、祛寒散邪的作用，可以治疗宫寒。此外，宫寒的人，在饮食上可以多吃补气暖身的食物，例如核桃、红枣、牛羊肉、生姜、肉桂等，并注意保暖。

这些行为伤子宫

韩世愈｜哈尔滨医科大学附属第四医院妇科主任医师

剖宫产手术：剖宫产，即俗话所说的“剖腹产”。剖宫产所带来的身体损害可能伴随一生。剖宫产的好处是避免了自然分娩过程的疼痛，但相对于它可能带给母婴的并发症和后遗症，便显得不可取，因此，剖宫产最好只用于产妇和婴儿病理因素的补救手术。

流产：女人一生流产最好不要超过3次，一年之内流产不要超过2次。短时期内反复人工流产，是导致子宫伤病的重要因素。通常医生在做人流手术时不能看见宫腔，是“盲操作”。手术时器械进入方向与子宫曲度不一致，或用力过猛等，会造成子宫损伤，甚至穿孔。

怀孕3次以上或多次妊娠：部分已婚女性生了女儿想儿子，一生再生，多次怀孕，以至成为“超生游击队”。要知道，每增加一次妊娠，子宫就增加一次风险，连续3次以上怀孕者，子宫的患病率将会显著上升。

忽视定期进行的产前检查：妇女怀孕后，整个妊娠期都应按时进行详细而系统的产前检查。畸胎和多胎容易发生难产，从而危及子宫健康。

子宫下垂：产后经常下蹲或干重活，增加腹压，导致子宫沿着阴道向下移位，子宫可以从正常位置沿阴道下降至子宫颈外口达坐骨棘水平以下，甚至子宫全部脱出于阴道口外，医学上称为子宫脱垂，简称“宫脱”。

妊娠初期和临产前放纵性生活：妊娠头三个月要禁房事。此时胚胎附着于子宫尚不十分牢固，是流产的好发时期。此时性高潮时子宫强烈收缩，有使妊娠中断的危险。特别对有流产史、妊娠曾出现少量阴道流血的先兆流产妇女，或年龄较大、求子心切者等，应禁止性交。

紊乱和不洁的性生活：不洁的性生活可引起阴道炎、宫颈炎、宫颈糜烂、输卵管炎症，千万别小看了这些感染，它们可是外阴癌、阴道癌、宫颈癌及输卵管癌的重要发病因素。

长在宫颈的“青春痘”

彭澎 | 北京协和医院妇科副主任医师

现在很多朋友都有了自我保健的意识，主动体检的人越来越多。在常规妇科体检中，很多人发现了宫颈纳氏囊肿（简称纳囊）。那么，什么是纳囊？纳囊有什么危害吗？其实，宫颈和我们的面孔很像，面部皮肤有腺体会分泌皮脂，宫颈也有腺体会分泌黏液。如果面部的皮脂腺堵塞，在细菌的作用下脸上就会长“青春痘”。而宫颈的腺体一旦堵塞，那么就会形成一个“水泡”样的囊肿，这就是纳囊。

偶尔长的青春痘无须治疗，过一段时间自己就好了，但是过不久可能又会长一个。纳囊也一样，不用治疗，过不久可能自己就消失了；当然以后也可能有新的纳囊长出来。所以，纳囊无非反映了宫颈的某个腺体发生了堵塞而已。

纳囊对身体基本没有危害，既不会造成宫颈的癌变，也不会引起不孕和不适的症状。如果不做体检，可能根本意识不到它的存在。

纳囊通常也无须治疗，因为它无害，所以没有治疗的必要；况且就算治疗了，以后仍然可能再长。

子宫内膜异位症有三“怪”

周应芳｜北京大学第一医院妇产科主任医师

3月28日为“子宫内膜异位症日”。据悉，全球约有2亿名女性正在饱受子宫内膜异位症所带来的痛苦。子宫内膜异位症被称为“不死的良性癌”，需要及早发现并治疗。

子宫内膜异位症是个不让人省心的病，发病率不低，在生育年龄妇女中的发病率达15%。为了成功拿下它，医生们做了很多的基础研究，发现了它不同于其他妇科病的几个奇怪之处。

子宫内膜全身跑

正常情况下，子宫内膜在子宫腔内。可如果发现子宫内膜跑到其他地方生长发育，这就是子宫内膜异位症了。

子宫内膜最常溜达的地方，就是卵巢和盆腔腹膜处。这些长错位置的子宫内膜同子宫里的内膜一样，在月经期间也会出血、脱落，但由于排不出来，血蓄积在局部，日积月累，就形成含血的囊肿。发生在卵巢上的子宫内膜异位症经常形成这种囊肿，因为囊肿里的出血日子久了变得像巧克力糊一样，所以，有人美其名曰“巧克力囊肿”，实际上，这和食用的巧克力完全是两码事。子宫内膜还可在子宫本身的肌肉里生长，称为子宫腺肌症。

如果子宫内膜只是在子宫附近，也不足为奇。奇怪的是，子宫内膜能跑到更远的地方。它可能会转移到肠道，压迫输尿管，造成肾功能丧失；甚至会跑到肺里面，导致患者咯血；还可能转到大脑、肚脐等地。虽然是良性病，但却具有类似恶性肿瘤的一些特性，对妇女的健康危害很大。

不是越痛病越重

疼痛是子宫内膜异位症的主要症状之一，并且往往会有不同程度的性交痛，这也是导致不孕不育的重要原因之一。

但奇怪的是，肚子痛的程度和子宫内膜异位症的严重程度并没有明显关系。临床上碰到过比头还大的“巧克力囊肿”，患者并没有腹痛。而有些人只是子宫后方长了一些异位症结节，却疼得不能忍受。

当然，更为常见的就是痛经。如果原来没有痛经，几年后或生孩子后才开始出现，或者原来有痛经，以后越来越重，生孩子后也不见好转，都可能是得了子宫内膜异位症。此外，原来痛经的女性，如果痛经的时间发生了变化，比如，原来是月经第 1 ~ 2 天，现在整个月经期都痛，有的提前几天就开始痛，月经干净了肚子还在痛，都要想到子宫内膜异位症。

一家几口来看病

临床上遇到过一家三姐妹都得了子宫内膜异位症的情况。国外和国内的研究都发现，子宫内膜异位症患者的直系亲属也容易得子宫内膜异位症。而且一旦得病，往往比较严重。因此，妈妈或姐妹有严重痛经或疑似患有子宫内膜异位症的女性，应积极检查，及早发现，掌握治疗的先机。若诊断为子宫内膜异位症，则应该按照医生的建议，定期随访检查。

如无明显不适，仅是体检时发现盆腔有可疑内异症结节者，可每 3 ~ 6 个月复查一次。接近绝经的患者可等待观察，绝经后疼痛症状将消失，异位病灶也会逐步萎缩甚至消失。年轻、疼痛不重、有生育要求者，建议尽早怀孕，妊娠及哺乳期闭经对内异症具有抑制作用，可作为异位症的自然疗法。

如果病情较严重，腹腔镜确诊、手术加药物治疗为子宫内膜异位症治疗的金标准。腹腔镜诊断和治疗可同时进行，以求尽量去除异位病灶，术后用药巩固治疗。

预防子宫内膜异位症需要注意以下事项：月经期不做剧烈运动、盆腔检查和绝育，避免精神高度紧张；月经量过多者尽量不用普通宫内节育器避孕；积极治疗重度原发性痛经和月经过多；人流最好不做或少做；有规律地做体育运动和长期服用避孕药，都能有效预防子宫内膜异位症。

“活血消异”治内异症不孕

赵瑞华｜中国中医科学院广安门医院妇科主任医师

许多女性不孕是由患上了子宫内膜异位症引起的。子宫内膜异位症无论是采取中医疗法还是现代医学疗法都是很难彻底治愈的。

手术治疗，如果术后不进行干预，复发率高达 50%。而如果进行干预，通常会注射达菲林等药物，来延缓子宫内膜异位症的复发，但患者会出现闭经、潮热、汗出等症状。达菲林需要连续注射 3 ~ 6 个月，相当一部分的患者在打完第 3 针左右后就出现潮热、汗出等更年期综合征症状，许多患者因此而放弃治疗。尤其是对于想要孩子的女性，她们在心理上是很排斥这些症状的。

中医治疗不孕不育，我推荐疏肝活血补肾序贯治疗法，从医 30 余年来，这种疗法已经让许多因子宫内膜异位症而不孕的女性怀上了宝宝。用中药抑制子宫内膜异位症，术后不但没有潮热、出汗的现象，而且不会影响月经，利于怀孕。

我们把子宫内膜异位症分为三种类型：寒凝血淤型、气滞血淤型、气虚血淤型。在这些分型的基础上，我们做了规范的研究，发现气滞血淤型子宫内膜异位症最为常见，这主要是因为育龄期女性生活压力比较大，容易出现肝郁等情志问题，而子宫内膜异位症的发病与情绪密切相关。

面对这类患者，活血化淤是最主要的治疗原则。我通常采取周期序贯疗法，即在患者排卵前以活血化淤、疏肝为主，排卵后以补肾为主。疗程一般是 3 ~ 6 个月。治疗过程中患者成功怀孕的概率明显提高。

众所周知，子宫内膜异位症可引起不孕，而怀孕就是对子宫内膜异位症最好的治疗方式，怀孕过程中异位病灶可以缩小。而疏肝活血补肾序贯治疗就解决了这个难题，可以让育龄女性在治疗异位症的同时进行孕育。

另外，在这里提示想要宝宝的育龄女性：首先要保证充足的睡眠，充足的睡眠可以使气血更好地运行；其次在饮食方面应该以粗茶淡饭为主，现代人的营养已经足够好了，一般而言不需要再刻意地补充营养；最后，女孩子一定要注意不能贪凉，子宫就像孕育的土地，春暖才能花开，宫寒却很难受孕。

谁来拯救落难的子宫

凌斌 | 中日友好医院妇产科主任医师

“医生，您快帮我看看吧，我现在真是没法活了！”一位五十岁左右，衣着时尚、优雅却面露难色的女性，进入凌斌主任的诊室，向凌主任求救。

“我前几年得了子宫脱垂，因严重影响生活，就把子宫切除了，还用了盆腔补片（对盆腔器官起支撑作用），谁知过了不到一年又复发了，且愈发严重，我现在每天走路像两腿之间夹着一个肉球一样，连上厕所都得用手先把脱出来的肉球塞回去，才能大小便。”

凌主任听完患者的叙述，马上对她进行了认真的检查，发现患者虽然没有了子宫，但膀胱连同整个阴道一起大面积脱垂下来，脱垂部位表面已经发生破溃、感染。

“这一年，我想了很多办法，找了很多医院，都没法解决我的问题，医生们都说像我这样的情况太棘手了，很难处理。有的医生说只能把我的阴道封闭才行。这让我非常痛苦。直到听说了您，凌斌主任，听说您在这方面有新的治疗方法，我才觉得我有希望了，您千万要帮帮我。”

患者口中的凌斌主任，十多年来一直不断研究和创新的方向之一，就是对子宫脱垂（女性盆底器官脱出疾病）的治疗。

面对这样一个子宫切除手术后阴道穹窿脱垂，伴有网片侵蚀的病例，因解剖标志性结构已不清晰，如何理清解剖层次是个棘手的问题，但凌斌主任还是毫不迟疑地、一口答应了下来，并立即召集治疗组成员，开始研究详细的治疗方案。

由于患者在前一次手术中放置了网片，而如今本该起到支撑作用的网片早已紧紧地粘连在膀胱和阴道壁上，手术的第一步就是先要在不损伤膀胱的前提下将侵蚀的网片取出。这对医生的技术要求极高，稍不留神，就可能伤及膀胱，引发一系列副损伤问题。庆幸的是，凌斌主任成功地完成了这第一步的手术。

紧接着，就是将脱垂部位提拉回去。凌主任形象地解释，就像裤子掉下来了，拎起腰带提溜上去就行，子宫掉下去，就给子宫穿个“背带裤”。这需要三个受力点，即悬吊点及左右两侧提拉固定点。子宫前面是膀胱，后面是直肠，质地柔软，无法承受悬吊所需要的张力；而子宫颈质地坚韧，是最佳受力点。患者已切除子宫，因此就在阴道穹窿顶部植入半片口香糖大小的垫片，并将一条起提拉作用的悬吊线穿过垫片，缝合在阴道穹窿顶部，将这条悬吊线的两端提起，分别固定在两侧腹壁下坚韧而致密的筋膜上，将脱垂部位稳固地提拉起来。

“子宫脱垂不是子宫的问题，而是盆底肌肉松弛导致支撑力不够，”凌斌主任介绍，“这种‘背带裤’治疗方法，就像体操运动员做吊环一样，使盆腔器官得到稳固的支撑，既让患者感觉舒适，也不影响患者的夫妻生活。”这场手术一共用了四个小时，术后患者行动自如，感觉像重见了蓝天，回归了社会，终于摆脱了那沉重又难以言说的负担。

为什么会想到这种方法来治疗子宫脱垂？

凌斌：在临床实践中我发现，部分早年行剖宫产的女性不容易发生子宫脱垂，这是因为剖宫产术后可能会发生子宫与前腹壁的粘连，这就相当于给子宫一个向上的牵引力，有效避免了子宫脱垂。于是我思考，可不可以借鉴这个原理，把脱垂的子宫也拎起来悬挂在腹壁上。临床实践证明，这条路是可行的，看似温柔的腹壁也可以稳固而有力地为落难的子宫撑起一片蓝天。

子宫脱垂的发病率如何？

凌斌：子宫脱垂是一种常见的妇科疾病，特别是老年女性容易出现子宫脱垂。但很多女性发现自己出现子宫脱垂，都羞于启齿。有一位老太太，子宫脱垂多年，但连女儿也没有告知，一直拖着、忍着，直到因子宫脱垂导致排尿困难、感染脓疮，才来医院就诊。而临床上遇到的最年轻的子宫脱垂患者仅有 30 多岁，这类患者患此病与遗传及发育有关，治疗难度也就更大。

如何预防子宫脱垂的发生？

凌斌：女性盆腔器官脱垂的病因主要是支持子宫正常位置的韧带及盆底组织受到损伤或过度松弛。产褥期过早从事重体力劳动，长期腹压增高如慢性咳嗽、习惯性便秘、长期负重劳动、长期蹲式劳动等都能促使子宫下移。绝经后雌激素水平不足，也会导致整个盆底组织软弱无力。未生产女性发生子宫脱垂者，多与营养不良、器官周围结缔组织软弱，或支持组织先天发育不良有关。预防子宫脱垂，要避免各种诱因，同时要积极加强盆底肌肉训练。

子宫脱垂的治疗方法主要有哪些?

凌斌: 轻度脱垂无须治疗，多休息就可恢复；略微严重的脱垂，可通过提肛训练促进盆底肌肉来恢复；如果宫颈或子宫脱出阴道口，一般就需手术治疗。骶前悬吊等多种手术方式，操作时容易损伤周围器官和大血管，风险相对较高。而这种“背带裤”治疗方法方便实用，目前已有数百例患者实施该种手术，效果良好。

子宫肌瘤的分类评判

王宏卫｜石家庄第一医院妇科主任医师

有子宫肌瘤不用担心，大部分是良性的。记着定期体检早发现，必要时早干预；医生会考虑各方面因素，量体裁衣，在“治”与“不治”之间其实有严格的评判标准。

有这些症状的子宫肌瘤要“治”: 月经量多导致贫血；肌瘤体积大或位置特殊，已压迫膀胱、直肠甚至出现肾积水；不孕或反复流产且子宫肌瘤是唯一原因；怀疑恶性变；肌瘤导致慢性盆腔痛、妊娠期肌瘤变性、带蒂肌瘤扭转引起急腹症；没有症状，不论肌瘤大小，但心理负担重，压力大，可以考虑干预；绝经后肌瘤长大，要积极干预。

这样的子宫肌瘤可“不治”: 没有症状，近绝经期，肌瘤不大，绝经后肌瘤可以萎缩，可不用治疗，定期随诊观察就可以；已经妊娠，这时不管肌瘤大小、部位等因素，只要肌瘤没有发生红色变性等情况，不用处理肌瘤。但妊娠合并子宫肌瘤，可发生肌瘤增大、变性、流产、早产等情况，孕期需要严密监测。

如果备孕的时候查出子宫肌瘤，如果非黏膜下肌瘤或大肌壁间肌瘤导致宫腔变形，是否治疗？观点是：没有证实肌瘤导致不孕，孕前一般不积极手术处理肌瘤；当然现在有无创海扶技术，可消融肌瘤后怀孕，子宫没有手术留下的瘢痕，并可减少和避免肌瘤合并妊娠带来的并发症，现在已经是首选的备孕前干预肌瘤的方式。

有些宫颈癌筛查白做了

隋龙｜复旦大学附属妇产科医院宫颈病诊治中心主任医师

公众和医疗机构现在预防意识越来越强，筛查方式、方法的认识却跟不上形势。比如连一些妇产科专科医院为本单位女职工做体检时，仍采用传统巴氏涂片，每年都查，真的没必要！

近年来，由于对 HPV 病毒的认识增多，早期筛查及全民卫生意识的提高，宫颈癌的发病率较之前已经有明显下降，但中晚期患者 5 年生存率仍然在 55% 左右。原因就在于一些最新筛查方式应用不够及时，对癌前病变无法及时发现。目前复旦大学附属妇产科医院每年发现约 3000 例宫颈癌前病变，但很多患者宫颈外形的改变用肉眼观察不到，都是经过阴道镜及生物学检查才发现问题。这些患者如果只通过巴氏涂片则很难发现癌前病变的存在，再有经验的医生仅凭肉眼也很难发现宫颈异常，而等到出现问题，往往已经是中晚期了。

首先应该肯定，查比不查要好，意识提高了是好事。但在条件允许的情况下，应该首先选用最准确、敏感的方法。宫颈癌筛查是有讲究的：由于高发的人群是 30~60 岁的女性，这部分人群如果经济条件许可，把 HPV 病毒检查和细胞学检查一起做，如果二者结果都正常，那么说明目前很安全，在 5 年后做第二次筛查即可；如果条件有限，那么可以先只做 HPV 筛查或细胞学筛查，隔 3 年再做一次。

而目前使用的巴氏涂片普查这种传统筛查方式，敏感度低，对于相当一部分的癌前病变无法查出，还要每年查，不仅浪费大量费用，也浪费很多医生、患者的时间和精力。而如果掌握上述最新的宫颈癌筛查理念和方式，基层医院也能做到广泛而精准的筛查。

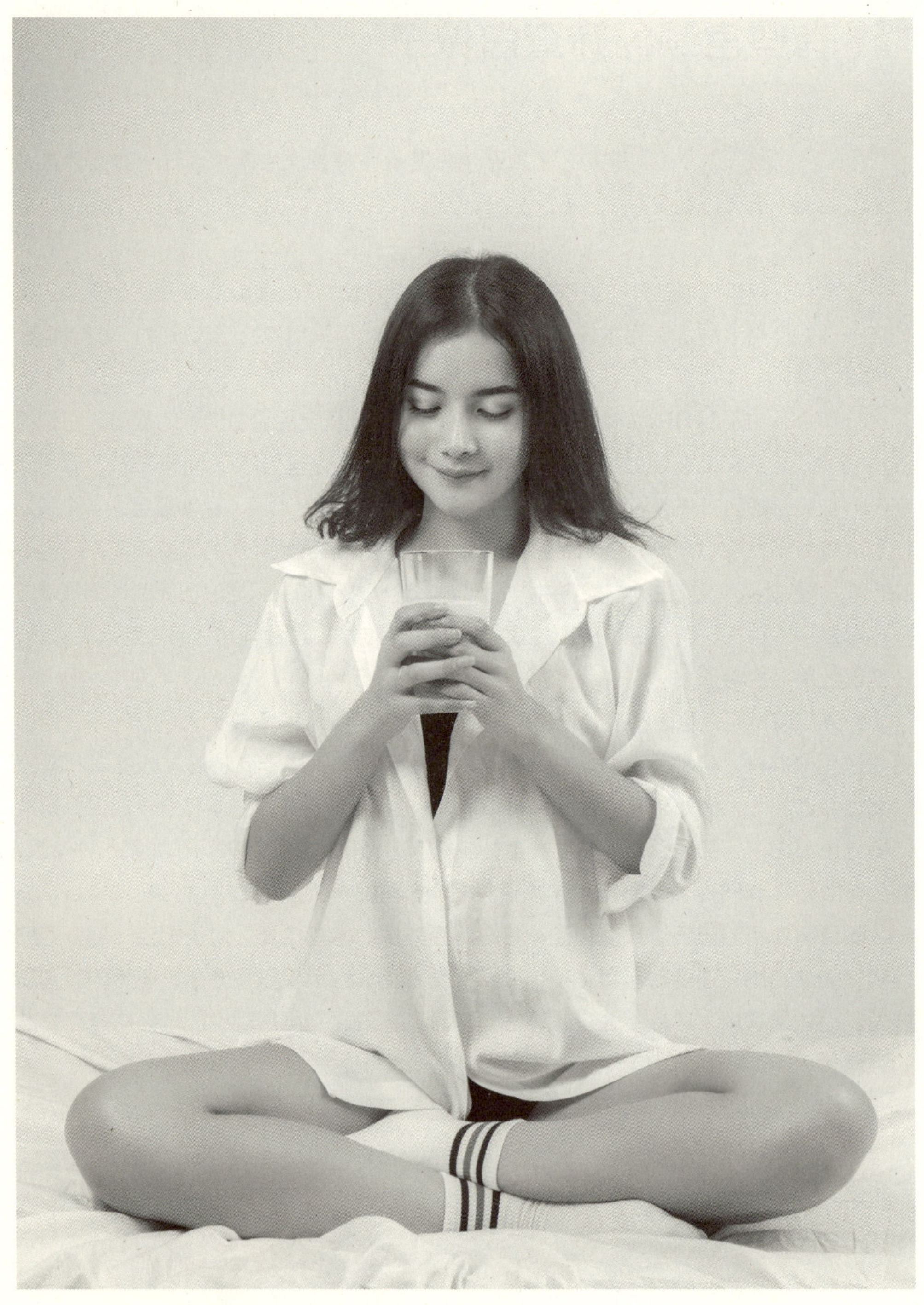

Chapter 7

避孕是一辈子的事

对于有性生活的育龄期女性来说，如果不想要孩子，就要充分做好避孕措施。否则，流产过程将会让子宫遭受重创，对身体健康造成威胁。而且，避孕不仅仅是年轻女性需要注意的事情，更年期女性也不能忽略。避孕是各年龄段的育龄期女性都需要注意的事情。本章针对避孕这件事，主要为大家解答对避孕药的一些疑虑，提醒大家重视避孕，并告诉大家如何正确避孕。

避孕药致癌是谣言

徐苓｜北京协和医院生殖内分泌科主任医师

是药三分毒，宁肯戴套不肯吃药，避孕药会致不孕，避孕药可引起癌症……种种传言背后，是我国女性口服避孕药使用率持续低下，人工流产率却居高不下的现实结果。

在国内首个“24+4”新型避孕药“优思悦”中国上市会上，北京协和医院生殖内分泌科的徐苓教授指出，口服避孕药不仅不会引发癌症，反而有预防癌症的作用。有非常显著的证据表明，口服避孕药可以降低罹患卵巢癌的风险。因为口服避孕药能抑制卵巢功能，让卵巢“睡觉”，将卵巢保护起来，所以女性得癌的风险更小，口服避孕药对子宫癌和结肠癌也有预防作用；对于乳腺癌来说，没有明确证据表明口服避孕药会增加患病的风险。随着口服避孕药中雌激素剂量的不断降低，其安全性更高。

口服避孕药自 1961 年问世至今，已近 60 年，其安全性得到了全球女性的认可，唯一担心的副作用是静脉血栓的问题，有高血压、高血脂的患者一般不推荐用；但避孕药主要是育龄女性使用，而她们属于高血压、高血脂低发人群。

徐苓教授介绍，所有口服避孕药都由两个成分组成，一个是雌激素（炔雌醇），另外一个是孕激素，孕激素是主角，雌激素是配角。孕激素可以抑制卵巢的排卵，还可以通过改变宫颈的黏稠度，拦截精子抵达子宫，且阻止受精卵着床，从而达到避孕的效果。

新型避孕药“优思悦”不仅有避孕的效果，还批被准用于痤疮的治疗，因为其中含有的孕激素屈螺酮，是最接近人体分泌的孕激素，它一方面有抗雄激素的作用，可抑制痤疮；另外一方面是有抗盐皮质激素的作用，可以调节体重，调节水盐的代谢，对血压有很好的调节作用。而且由于雌激素剂量只有 20 微克，大大减小了引起血栓的副作用。另外，“24+4”的给药方案与现有避孕药“21+7”的给药方案相比，抑制排卵的时间更长一些，月经周期中激素更平稳一些。以往在 21 天停药以后，没有激素了，卵巢会有些苏醒，有可能在卵巢功能很旺盛的时候发生意外怀孕；而如果 24 天都给激素，只停 4 天，发生意外怀孕的机会很少，激素波动也会更小，能有效提高避孕效果。

避孕是一辈子的事

陈蔚琳｜北京协和医院妇科副主任医师

每年 9 月 26 日是世界避孕日。避孕，不仅仅年轻女性需要注意，更年期女性也不能忽略。

年轻女性：紧急避孕只是亡羊补牢

假如某位女士问我“医生，紧急避孕药能经常吃吗？”，我会给她讲一个古老的成语故事——亡羊补牢。

服务紧急避孕药，可是“亡羊补牢”之举。牧民为了守住大多数的羊，他如果一而再再而三地去“亡羊补牢”，那估计他也不是个好牧民，迟早会遭到羊群全军覆没的悲惨结局。只有提前做好羊圈的稳固工作，经常巡视，才能保证家里的收入。

紧急避孕药的主要作用机制是抑制排卵，排卵并不是仅仅靠卵巢运作，还需要大脑发号施令。如果偶尔通过药物让“司令部”暂停一下工作，卵巢排卵停工，往往会导致月经周期的紊乱。而如果频繁不定期地对“司令部”发起暂停令，最终结果就是把正常的周期排卵变成无任何规律的排卵或是不排卵，最后导致生育力的下降。对未生育女性来说，没有什么比不能生育更可怕了。

建议紧急避孕药应作为避孕失败的补救措施，不应作为常规避孕的方法。甚至有专家规定：每年紧急避孕药的使用应不超过 3 次。否则可能会给身体带来一定的影响。

更年女性：不要太早放弃避孕

人入黄昏，但黄昏的景色依旧美丽。进入围绝经期的妇女们虽然上有老，下有小，但仍然需要爱人的性爱陪伴。陪伴自己半生的“大姨妈”此时开始变得不那么规律了，不过这个时候别忘了卵巢还可能时不时排卵，这时的怀孕可能多数情况下都不受欢迎，而且高龄妊娠本身又是充满着风险的一件事情，所以围绝经期的妇女更应关注自己的避孕问题。

经常有围绝经期妇女咨询口服避孕药的问题。大家通过一些科普的阅读知道了口服避孕药有种种好处，但是很多的口服避孕药又提示大于 40 岁的妇女慎用，而且现在的新一代口服避孕药的说明书上有长篇累牍的关于副作用的描述，所以多数人选择不用。

那么到底用不用呢？我的建议是，如果有非常多的好处，而且没有禁忌（不是指慎用）情况时，围绝经期妇女可以考虑 5 年以内的使用。

维生素 C 和维生素 E 难解紧急避孕药之伤

刘宇｜健康时报驻哈尔滨医科大学第四附属医院特约记者

23 岁的小刘，因近三个月没来月经而到医院就诊，发现患上了多囊卵巢综合征。医生询问病史，发现她在过去一年中吃了 20 多次紧急避孕药。小刘说，本来也知道紧急避孕药对身体有害，但去药店买药时，售药员说吃紧急避孕药时配合维生素 C 和维生素 E 一起吃可以减少损伤，一直配合着吃，还以为就会减少紧急避孕药对身体的影响。

其实，偶尔服用紧急避孕药可以紧急避孕，对身体影响不大；但若超量服用则会对身体有损害。不少女性在服用紧急避孕药前都没有细看副作用的说明，不知其危害，因此有的人甚至一个月连服三四次。长期盲目、大量服用紧急避孕药，很容易导致月经紊乱，有的女性在多次吃药后出现阴道不规则出血，导致盆腔炎等疾病，从而加大了不孕不育、异位妊娠的风险。紧急避孕药含有大剂量孕激素，为的是迅速起到抑制排卵的作用，但同时会使宫颈黏液变黏稠，还会影响子宫内膜的改变，阻止受精卵着床，或引起子宫功能性出血。

特别是对少女而言，多次服用紧急避孕药容易使月经紊乱，加上少女的一些内分泌和生殖器官还未发育成熟，如果服紧急避孕药的话，会对卵巢、子宫的发育（包括性激素的发育）都有不好的影响；而最终的后果，则是内分泌紊乱，对卵巢造成不可逆的影响，甚至造成卵巢提前“衰老”。

而这些危害，绝不是仅靠维生素 C 和维生素 E 就能减轻的。实际上，目前没有任何证据表明，维生素 C 和维生素 E 对缓解药物副作用有帮助。这两种维生素具有一定的保肝功效，从药物代谢的角度来说会对肝有一定的保护作用，但对卵巢完全起不到保护作用，更谈不上减少对卵巢的损害。

使用紧急避孕药一般是“没有办法的办法”，但即便如此，也不是所有人都能服用，如急性肝炎、慢性肝炎或肾炎患者就不适合使用。由于激素类药物要在肝脏代谢，从肾脏排出，紧急避孕药中的大量孕激素会加重肝肾负担。另外，紧急避孕药还会使凝血功能亢进，增加血栓形成的危险，使血糖升高，影响甲状腺功能。所以，各种血液病、血栓性疾病、糖尿病、甲状腺功能亢进等患者均应避免应用。妇科肿瘤、乳房疾病等激素依赖的疾病患者，也应该禁止使用。

最后提醒大家，应该尽量提前采取避孕措施，不得已而服用紧急避孕药的情况，1 年内不要超过 3 次。

易脱发女性慎选避孕药

唐旭华 | 中山大学附属第一医院皮肤科主治医师

脱发是女性常见的问题。但对于容易脱发的女性来说，在选择避孕药时要慎重。

每年都有数百万的女性服用避孕药，很少有人知道口服避孕药可以引起脱发。避孕药通过雌激素和孕激素的联合作用或单用孕激素抑制排卵。容易发生激素相关性脱发的女性，对激素水平的改变高度敏感，在服用避孕药期间，或者停止服用避孕药后数周到数月内，会出现不同程度的脱发，

大多数口服避孕药是安全有效的。但是所有女性，特别是那些有脱发家族史的女性，应该知道这些避孕药对正常的毛发生长有潜在的破坏性。为了降低可能引起的脱发，美国毛发协会建议所有喜欢采用避孕药避孕的女性应该使用含激素指数低的避孕药。如果家族中有严重的遗传性脱发，建议使用不含激素的方式避孕。

当然，不仅仅是含激素高的避孕药，其他如孕酮植入物、激素注射、皮肤贴片、阴道环等也应尽量避免。

药流没你想的那么简单

韩世愈｜哈尔滨医科大学附属第四医院妇产科主任

吃片药就可以顺利流产，不用经历手术的疼痛，也不必担心某些手术并发症，对于意外怀孕，暂时不想要宝宝的女性来说，简直堪称完美。但是，这只是理想状况，药物流产依然有其潜在危害，有些女性在流产后阴道出血时间较长，少数人可能会流产不全，仍需手术清宫。

而且，药流也不是你想做就能做的。在门诊上，可以进行药物流产的仅限于怀孕 49 天以内的妇女。此时，子宫内有两种妊娠组织，一种是胎囊，将来胎儿在这里长出；另一种是蜕膜。药物流产的原理就是阻止胎囊在宫腔中继续生长发育，并通过子宫收缩将其排出体外。如果在药物流产过程中见到胎囊排出，就可以认为堕胎基本完成。

但是，不要高兴得太早，至此，药流只是完成了基本工作，后续会有很多“扫尾”问题，通常药流后会有出血现象。由于附着在子宫内壁上的蜕膜还没有完全随胎囊排出，子宫的收缩会受到影响，出血不会马上停止。一般药物流产胎囊排出后的出血天数平均为 18 天。如果出血时间过长，可能是由于蜕膜剥脱不完全，影响子宫收缩止血；或者是胎囊排出不完整，导致不全流产；少数患者是由药物流产术后发生感染，出现子宫内膜炎症所引起。

有人认为，药物流产后出血淋漓不净，只要服用卡巴克洛（安络血）、酚磺乙胺（止血敏）等止血药就可以了，其实这是不对的。因为止血药是通过改变体内凝血机制而达到止血目的，并不能促使宫腔内的残留物排出体外，也就是说，并不能从根本上解决问题。只有当子宫腔内的胚胎组织基本排净，子宫收缩良好时，出血才会停止。

值得注意的是，药物流产的妇女有时会突然出现出血明显增多，出血量可能是月经量的几倍，并且伴有大血块。这是由于胚胎组织剥脱、排出不畅造成的，此时则需要立即去医院就诊，行清宫术以止血。少部分患者药物流产后不注意卫生，造成宫腔感染，引起子宫内膜炎。此时要给予足量抗生素，并服用益母草膏或生化汤，促进未排出的胚胎组织尽快排出。药物流产出血时间较长，宫颈口松弛，可能会造成细菌感染。如果出血超过 7 天，应按常规服用抗生素 3 ～ 5 天。

药物流产后的阴道出血经常出现时有时无的现象，不要因为阴道没有出血就认为可以游泳，或进行性生活，这是不对的。无论是药物流产还是人工流产，游泳、性生活都应该在来过一次月经后再进行。否则，都有可能导致盆腔炎症的发生。

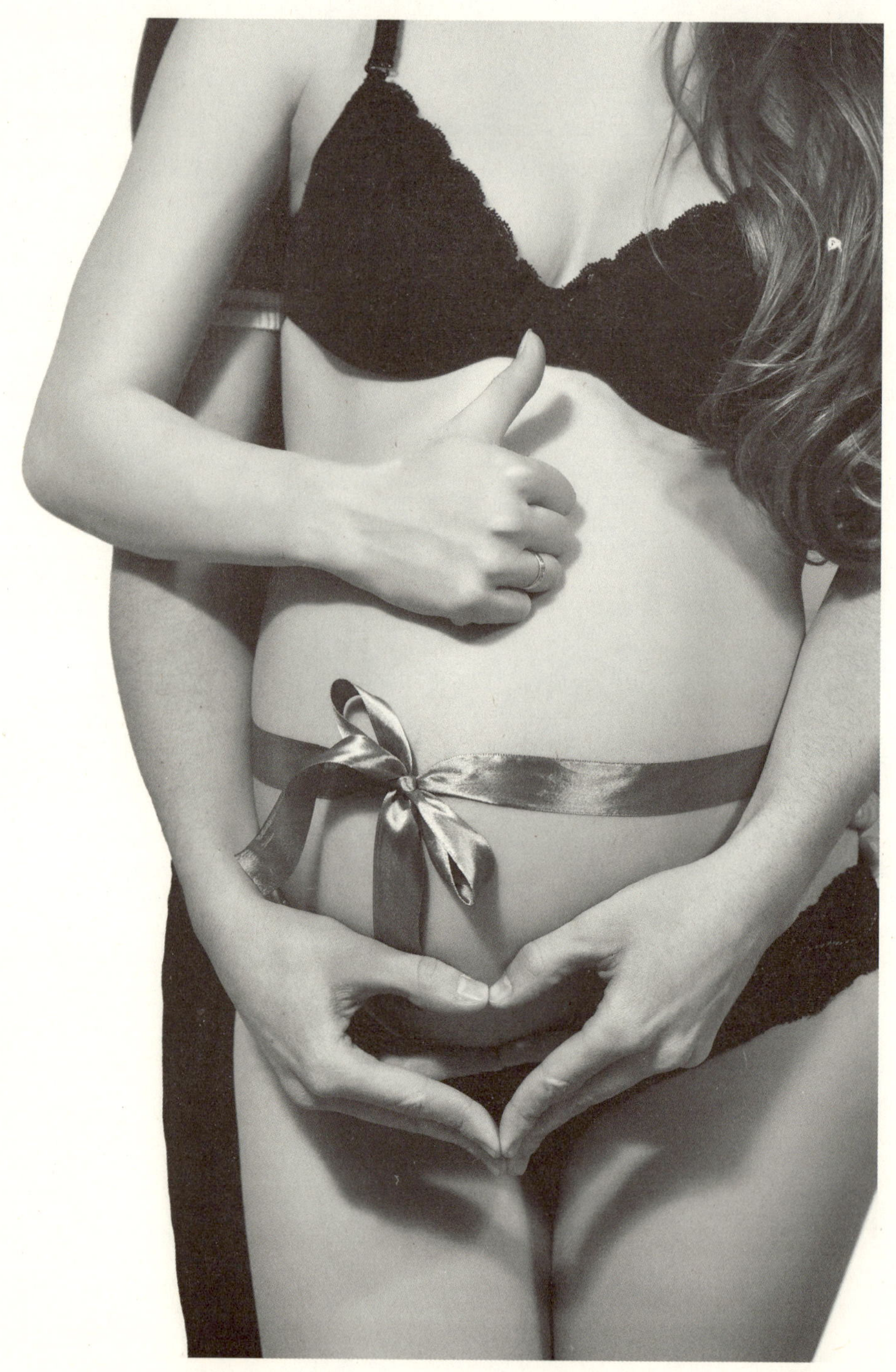

Chapter 8

备孕，做好准备随心怀

有计划的备孕，可以尽最大努力保证母婴健康，既要怀一个健康的宝宝，又要做一个身心舒适的准妈妈。备孕是两个人的事，丈夫也要尽力配合，对妻子更要加倍呵护，这样才能在和谐的家庭氛围中迎来新生。随着二胎时代的来临，越来越多的家庭想要二胎，那么二胎前需要做哪些准备？高龄妈妈怎样调适身心来怀上二胎？本章针对备孕的相关事宜，邀请了各大医院相关科室的医师来为大家讲解。

备孕是两个人的事

男人吃点无花果

崔心刚 | 上海长征医院泌尿外科副主任医师

无花果可辅助治疗男性不育症。无花果就像男人的睾丸一样，无花果充满了籽，而且它们生长时也是成对的。研究表明，无花果可增强男性精子活力，增加精子的数量，有助于治疗男性的不育症。此外，无花果含有苹果酸、柠檬酸、脂肪酶、蛋白酶、水解酶等，能帮助人体对食物进行消化，促进食欲；又因其含有多种脂类，故具有润肠通便的效果。

此外，冬季饮食应温食忌硬，黏硬、生冷的食物多属阴，冬季吃这类食物易损伤脾胃。而食物过热易损伤食道，进入肠胃后容易引起体内积热而致病；食物过寒，容易刺激脾胃血管，使血流不畅，严重影响血液循环，因此冬季饮食宜温热、松软。

女人备孕别久坐

张斌 | 山东中医药大学第二附属医院生殖医学中心副主任医师

现在白领们上班一坐就是几个小时，这样长时间久坐，对准备怀孕的女性是非常不利的。

长时间维持坐姿，缺少活动，会对身体的血液循环造成不良影响。血液循环减慢导致盆腔静脉回流受阻，甚至淤血过多，这些诱因都可能引起盆腔炎、附件炎等妇科疾病。这些炎症都会造成不同程度的输卵管粘连，影响自然怀孕的概率，重者出现输卵管梗阻，导致不孕。

备孕期的女性，要保持每隔 40 分钟起身活动一下筋骨或溜达一圈的习惯，在办公室做做伸展动作，伸伸腿、转转头、扭扭腰，或下班后散散步、游游泳、跳韵律操等，都能有效改善因久坐造成的盆腔血液循环障碍。

糖尿病可致男性不育

刘杨青｜郑州大学第三附属医院生殖医学中心主治医师

糖尿病不仅会导致血糖、脂肪、蛋白质等体内多种物质代谢功能紊乱，更会进一步导致男性生理机能的减退。

首先，糖尿病会引起血管病变，如果累及阴茎小血管，那么阴茎的血流不畅，可能影响男性阴茎的勃起功能，致使其难以完成性生活，从而引起男性不育。

其次，糖尿病可引起神经系统病变，盆腔交感神经系统是控制射精的重要神经，若糖尿病累及盆腔和阴茎的神经功能，就可能会影响男性射精的功能，导致精液量逐渐减少，最严重的可出现逆行射精，引起男性不育。

所以，糖尿病患者们想当爸爸，要监控好血糖，关注精子活力和数量，生育前最好到正规医院就诊，做一下精液分析，并且应尽早要孩子。

排卵期出血应当防不孕

鹿群｜北京大学人民医院生殖医学中心副主任医师

一般地，正常人在排卵期不会出血，但是有少数女性会在排卵期有少量出血。偶尔出现一两次，对健康并无妨碍，多数女性能够自愈，无须特殊治疗。但如果长期出血，并且血量较多，则应注意检查，以防不孕。

因为有些女性的排卵期出血可能是子宫内膜息肉或卵泡发育不良、黄体功能不足的征兆，所以，如果长期排卵期出血，需要到医院就诊，及时发现病因，进行针对性地治疗；必要时需要做促排卵治疗，促进卵泡的发育，才能有利于受孕。

想要预防排卵期出血，要多休息，避免过度劳累，防止感染，保持情绪稳定；还必须加强体育锻炼，增强体质。还可以服用芹菜金针汤：选取干芹菜 30 克，金针菜 15 克，加水适量，煎成汤水服用，1 日 1 次，此汤具有清热凉血的功用。

男女检查都做足

陈亮｜北大医院生殖中心副主任医师

很多女性都能认真对待备孕，而男人则常可能疏忽大意。实际上，男女双方都要进行必要的生殖健康体检。双方都要做的功课包括备孕前 3 ~ 6 个月的戒烟戒酒、适当补充叶酸和维生素、加强营养、少接触手机及电脑等。当然，还有一些男女各自有别的必要检查。

比如，男方要做的特殊功课包括精液质量的化验，性激素水平的测定，感染筛查，血、尿常规筛查，生殖 B 超等。精液化验非常重要，能提供当前精子的参数，通过血液化验和 B 超检查，能明确很多少精症和无精症患者的原因。有过反复流产的女性患者，男性需进行精子遗传物质完整性的检测。

女方应该做的特殊检查，包括卵巢储备功能的测定，性激素水平的测定，弓形虫、巨细胞病毒、风疹病毒等病毒筛查，宫颈涂片细胞学检查，HPV 筛查，甲状腺功能化验，生殖 B 超等。对于反复流产的患者，还需要进行染色体、风湿免疫、凝血、血小板聚集率等特殊化验及检查。

备孕前的身心调适

陈霞｜南京市中医院妇科主任中医师

当女人决定把长发挽起，将一辈子的幸福交给男人时，就应着手孕育健康宝贝计划了。妈妈好了，宝宝才会好，因此，女人既要留足时间给自己补身体，又要充分地补智慧。

补身体篇

要宝宝前，进补别太早

女人以瘦为美，难免在饮食上挑挑拣拣，惹上营养不良。但常见的补营养是长期均衡吸收各种营养元素，而进补是用滋补药膳让身体在某段时间快速变得强壮。因此，女人要孩子前的半年可以适当进补，平时营养均衡即可。否则未孕先胖就不好了。

专家提醒：女人太胖的话，其卵巢很可能会出现类似多囊卵巢综合征的病理变化，表现出月经不调、痤疮等；更可怕的是，卵巢多囊样改变，会导致女人掉发，甚至不孕。

补叶酸，烹饪时留些水

叶酸是从菠菜叶中提取纯化的，它有促进骨髓中幼细胞成熟的作用，对孕妇很重要。因此，准备怀孕的女人要在怀孕前三个月乃至整个孕期，每天坚持补叶酸，有助于预防胎儿心血管畸形。

专家提醒：深绿色的蔬菜（如菠菜等）、豆类和坚果等都富含叶酸，但做饭时要多留意，叶酸溶于水后身体才好吸收，因此烹调时必须保留少许水分，还可保持其鲜味。

怀宝宝，别补过头

妊娠期糖尿病的发病率迅速增长，主要与孕妇孕期盲目增加营养、活动量太少有关。准妈妈在生产前正常的体重增加应该在 12.5 ~ 15 千克，可现在许多孕妇怀孕还不到一个月，体重就增加了 5 千克，一半以上的孕妇孕期体重增加了 20 千克。

专家提醒：在保证营养的同时，注意不要营养过剩，尽量控制食量，减少高热量饮食的摄入，注意保持营养均衡。同时，规律作息，三餐定时，适当增加散步等平和的运动。

补智慧篇

怀了宝宝，检查别忽视

为了当妈妈，女人的防线会升级，不敢去医院多做检查，害怕胎儿受到辐射的影响。其实，在孕前和孕早期的、必要的仪器检查是不能漏掉的，因为此时的检查能防止输卵管炎、盆腔炎等妇科疾病影响正常怀孕，也容易发现胎儿生长是否出现异常。

专家提醒：对于患有糖尿病、心脏病、贫血、甲状腺疾病、肝脏疾病或肾脏疾病的女性，孕前的检查一定要做好，否则这些疾病对妊娠造成的影响很严重，同时请医生判断自己此时是否能够生育。

胚停不孕，男方查原因

老人都认为不孕就是女人的问题，其实，很多不孕出在男人身上，通宵达旦的烟酒应酬，来自领导、同事、老婆、孩子的压力，已经影响了男人的身心。如果女人婚后多年不孕，做了检查又查不出原因时，丈夫就应主动检查身体。

专家提醒：临床数据显示，目前不孕夫妇中，男方因素占 25% ～ 40%。因此，丈夫不仅要积极做好孕前检查，还应摆正自己的心态，积极配合妻子做各种不孕检查，防止因精液异常而导致胚停不孕。对待不孕，一般主张男女同治，请医生进行调理。

要想宝宝好，妈妈心要宽

女人怀孕是件大事，应该谨慎对待，但不能因此而束缚自己，该工作时尽量去工作，不要让自己太闲；不能工作的时候也要经常出去散散心，看待事情试着不较真，遇到问题时不生气，别着急，最重要的是把心态放轻松。

专家提醒：孕妇多做呼吸练习，可以帮助保持放松的心态，也有助于在分娩过程中配合宫缩，最好经常进行以下两种练习。浅呼吸：孕妇坐在地板上，双腿在身前交叉，腰背挺直，用口呼气吸气。深呼吸：以舒适的姿势坐在地板上，双腿在身前交叉，腰背挺直，用鼻孔深吸气，再缓慢呼出，重复练习。

心情会影响卵子质量

郑瑞君｜河南省中医院中西医结合生殖中心主任医师

对于大多数夫妇而言，不孕症不仅仅是一种生理状况，通常还会带来强烈的情感上、人际关系上的负担，极易出现情绪不稳定和精神压力。不孕夫妇通常会有挫败感，他们会被这些情感压得透不过气来。而坏心情可能会影响女性怀孕的成功率，因为坏心情会影响卵子质量。

据现代心理学和人体生物钟理论分析，当人体处于愉悦轻松的精神状态时，其精力、体力、智力、性功能都会处于较佳状态，在这个状态下的卵子质量也是较好的，很容易受精而着床受孕，胎儿素质也较好。

反之，如果女性长期处于忧郁烦恼或焦虑情绪下，往往会适得其反而难受孕，即使怀孕，胎儿质量也会受到不良影响，甚至导致流产。可见，良好的精神状态对预防女性不孕及顺利怀孕起着至关重要的作用。

多种方法推测排卵期

王欣｜北京妇产医院产科主任医师

一般来说，排卵日是下一次月经来潮前的第 14 天。确定了月经来潮日期，再减去 14 天，就可以推算出排卵期。但是这种方法只适合月经规律的女性。由于排卵期会受疾病、情绪、环境、药物的影响而发生改变，所以最好能与其他方法结合使用来推算排卵日。

观察白带是否拉丝

每个经期结束以后的几天，会出现白带。遗留在内裤上的白带其实就是子宫分泌的黏液。排卵期，子宫颈开启，子宫分泌的黏液水分增加，黏液分泌量增多，而且变得清亮润滑而富有弹性，如同蛋清样，拉丝度高，不易拉断，此时精子容易进入子宫。

体温检测

经过充分睡眠，醒后立即测出的体温称为基础体温。排卵后会产生孕激素，孕激素会使基础体温较之前正常情况下升高 0.5℃，一般持续时间为 12 ～ 16 天，直到下次月经前一两天体温下降。无排卵则不能产生孕激素，其基础体温曲线平坦无变化。所以通过基础体温就可以了解有无排卵。

排卵试纸测试

一般的药店都可以买到排卵试纸。女性在排卵前，体内黄体生成素（LH）峰值会升高，排卵试纸就是通过检测尿液中的 LH 峰值来预知是否排卵。如果试纸呈现阳性，那么说明会在一两天内排卵。

点滴出血观测法

卵泡从卵巢中排出时，会把卵巢壁撕破，引起局部出血。通常，这一点点血很快就在腹腔内被吸收了。但是也有少数女性出血量比较多，血液就会经过输卵管、子宫、阴道流到体外，在内裤上出现点滴样的血迹，有的女性把它称为“小月经”，医学上称之为“排卵期出血”。

孕前应防痔疮

梁榕钰｜上海中医药大学附属岳阳中西医结合医院肛肠科

适孕女性应防治痔疮，具体如下。

多吃纤维素含量高的食物：多食用芹菜、白菜、黄瓜、西瓜、猕猴桃、香蕉等蔬果及玉米、地瓜、小米等粗粮。粮谷、叶蔬类摄入量高、经常变换食谱的妇女，肛肠疾病发生率低。此外，像槐花、蜂蜜、胡桃肉、酸奶、黑木耳、芝麻油等对痔疮有预防作用，可通过滋润肠道、增加肠蠕动等方式，起到防止便秘的作用。同时，辛辣刺激、煎炸熏烤及热性食品，如羊肉、狗肉、辣椒、生葱蒜等要避免进食。

不忍便，避免久坐久站：建议如厕时间不要超过 10 分钟，不要在排便时阅读刊物或看手机。便后用温水清洗肛门，可用温水或温盐水清洗或坐浴 10 ~ 15 分钟，温度不宜过低也不宜过高，40℃左右最佳，保持清洁同时有助于改善肛门局部血液循环；适当运动，经常做提肛运动，增强盆底肌群功能。如果没能避免，请不要随意用药或处理，应咨询肛肠科医生，寻求更专业的治疗。

治好痔疮再怀孕

王晏美｜中日友好医院肛肠科主任医师

都说“十人九痔”，更确切的应该是“十男九痔，十女十痔”。因为，以往没有痔疮病史的人在妊娠期和产后可能突发痔疮，原本就有痔疮的人病情更容易加重，医生因顾忌，不敢用药，患者就只能强忍着。因此，有痔疮的女性，怀孕前最好先治好痔疮。

准妈妈们特别容易便秘，大便不畅，痔疮就容易找上门来了。而随着胎儿发育，子宫逐渐变大，腹压上升，会压迫下腔静脉，使血液回流受阻，肛门周围的血液淤积，痔疮就很容易发作。而一旦患上痔疮，即使再难受，准妈妈们也不愿用药或是做手术，特别痛苦。

即使熬到孩子出生，痔疮患者不宜进补，手术切除后甚至还要忌口，对身体的恢复和哺乳很不利。

怀孕时有了痔疮该咋办？一般孕妇可用外用药膏、药栓，但少数孕妇使用后，可能会出现宫缩，应谨慎。可通过一些方法来缓解，比如排便后及时清洗，最好用温水或者凉水，切不可用热水，热水会让毛孔扩张，肛门周围残留细菌就趁机而入了。有人喜欢坐浴，但时间不宜太久。

另外，工作时不方便清洗，可备些不含酒精的湿纸巾，先用干纸擦，再用湿纸巾擦，再用干纸轻轻擦干。还应养成好的排便习惯（一天一次、一天两次和两天一次都算正常），经常做提肛运动。

拍屁股也能助孕

范慧之｜上海市黄浦区妇幼保健院孕前保健科副主任医师

我在出门诊时经常让咨询备孕的人拍屁股，好多人不解，其实这个道理很明显。臀部有六条经络经过。臀部里面是盆腔，有子宫卵巢、附件、肛门、阴道、腹股沟淋巴。现在工作环境有空调，又基本都坐在电脑前，由于缺乏运动和受寒，可能导致臀部寒湿和淤血，进而出现一系列盆腔淤血的相关症状。

备孕前需要将人体调整到最佳状态，子宫重地——臀部的调理自然必不可少。简单的解决方法之一就是平时注意臀部的保暖，少食冷饮和寒性食品。如果每天必须坐着工作，可以坐 1 小时后站起来拍拍屁股。有手脚冰凉、痛经、月经量少、子宫内膜薄的患者，如果每天拍屁股 30 分钟，坚持拍屁股 3 个月，上述症状会逐渐改善。

拍屁股的方法其实很简单，关键在于要每天坚持。具体方法是双手伸展举起，高度与肩水平，拍打臀部及其周围，包括小腹、腹股沟、髋关节和骶尾部。如果拍打发现某个部位刺痛，就每天重点拍打。也可用拍子隔衣拍打，拍前建议先检查下，有囊肿者慎拍。

别带着牙病怀孕

郑树国｜北大口腔医院预防科主任医师

孕前口腔检查特别重要，孕期口腔疾病会影响下一代，可别带着牙病去怀孕。

有时挺着大肚子来看牙病的准妈妈们还真不少。智齿、牙周炎……反复发作让孕期的准妈妈很痛苦。为避免对孕妇和宝宝的影响，孕期又不能通过拔牙根除病灶。不仅如此，口腔疾病对胎儿出生后的不良影响更是令人担忧。临床上发现，胎儿是否早产和母亲在孕期的牙齿保健有着密切关系。准妈妈们在孕期患有中度和重度牙周病可导致早产儿和低体重儿出生率显著增高。

此外，如果准妈妈孕期口腔保健不好或身体状况差，都可能影响孩子出生后牙齿的健康状况。目前在门诊，2 ~ 3 岁的小孩因龋齿就诊的例子比比皆是，仔细询问，我发现这些孩子的妈妈大多在孕期也出现了缺钙、发热等影响全身的状况和口腔疾病。

国外科研小组也做过调查，他们提取了孩子和其父母的口腔唾液，将他们口腔细菌的基因型进行鉴定，结果显示易引发孩子龋齿的细菌约 70% 来自于母亲。因此，母亲拥有一口好牙对孩子牙齿健康发育的重要性不言而喻。

孕前一次彻底的口腔检查有助于排查已埋下的口腔疾病隐患，如果错过了孕前口腔检查，孕期出现口腔问题，也不必太过惊慌，把握最佳治疗时机非常关键。孕早期（妊娠 1 ~ 3 个月）不宜进行治疗，注意营养补充，避免因营养缺乏导致胎儿牙齿发育缺陷。孕中期（妊娠 4 ~ 6 个月）因胎儿全部乳牙牙胚开始钙化，孕妇应补钙及维生素 D，可利用这一时期进行口腔疾病的治疗。孕晚期（妊娠 7 ~ 9 个月）除继续保持营养摄入以外，口腔卫生习惯必须坚持，除每天早晚两次刷牙外，饭后可用漱口液漱口。

妈妈们孕期口腔保健三字经

怀孕前，必检查；无牙病，才安心；

预洁牙，学护法；勤刷牙，无龈炎；

用牙线，防龋齿；孕吐后，多漱口；

牙急症，孕中治；营养全，促发育；

破陋习，保健康；备常识，迎新生。

孕前定期测血糖

杨慧霞｜北京大学第一医院妇产科主任医师

11 月 14 日是联合国糖尿病日，在我国，糖尿病已经影响到的 1 亿人的健康，其中也包括为数不少的育龄女性。随着中国二胎政策的全面放开，预计生育年龄将逐年攀高，患糖尿病的孕妇也将进一步增多。中国亟待建立“孕前—孕期—产后”系统的糖尿病管理模式，建设健康中国应从健康孕期开始。

妊娠合并糖尿病包括两种情况，一种是妊娠前就患有糖尿病，另一种是妊娠期糖尿病。然而，这两种情况往往被混杂在一起。这是因为目前育龄女性没有定期检测血糖的意识和习惯，很多人第一次做糖尿病筛查都是在孕期。这就意味着一些本就患有糖尿病的女性没有在孕前被发现并控制好血糖，就带“糖”进入了“备孕期”，这种情况下，流产、胎儿畸形的风险将大大增加。

此外，根据国际糖尿病与妊娠研究组（IADPSG）的标准，中国妊娠期糖尿病（GDM）的发病率在 17.5% 左右，每六个孕妇中就有一人是妊娠期糖尿病患者。曾发生过妊娠期糖尿病的女性，再次怀孕发生妊娠期糖尿病及产后 2 型糖尿病的风险都大幅增加，近、远期容易并发心血管疾病；若准妈妈患有妊娠期糖尿病，生产巨大儿和发生其他不良妊娠结局的风险增加。同时，巨大儿在儿童期容易发生营养过剩，青春期出现肥胖和代谢综合征的风险也较高。根据北京大学第一医院的研究，妊娠期糖尿病女性在产后一年发生空腹血糖受损的风险为 5.5%，发生糖耐量受损的风险为 38.7%。然而，目前中国针对 GDM 母儿产后的长期随访还非常匮乏，大部分妊娠期糖尿病女性的复查就截至产后 42 天。

因此，仅仅是孕期的糖尿病筛查和血糖管理并不能满足育龄女性的需求。“中国妊娠合并糖尿病的系统管理”项目应需而生，其目标就是为中国育龄期有糖尿病史的女性及高危人群提供系统的“孕前—孕期—产后”糖尿病管理，以减少糖尿病对母儿健康的近期和远期影响。

生育力可以测出来

孙爱军｜北京协和医院妇产科主任医师

40 岁女性，想知道她还能否生育？35 岁女性，要晋升、考试……想知道几年后怀孕行不行？打算做试管婴儿的女性，想知道成功率有多少？这些都涉及卵巢储备功能的评估。

评估卵巢储备功能，实际上就是评估卵巢内还剩下多少卵泡可供排出，它们的质量即受精和发育成胚胎的能力如何。更直接地说，就是评估一个人的生育能力怎么样。

年龄是一个重要指标

女性的生育能力随着年龄增长逐渐下降，女性在胚胎 20 周时，卵巢内的卵母细胞最高可达 700 万，出生时就剩下 200 万。37 岁以后数量急剧下降，只剩下 2 万 ~ 3 万个。50 岁的时候只剩下零零散散的卵母细胞了。除了卵母细胞数目随年龄迅速下降外，生育的卵泡质量也在迅速下降。一个人在 35 岁之前，那些活跃的卵母细胞容易被刺激而发育成为成熟卵子。而剩下的卵子随着年龄增加，就一批不如一批了。

但是对个体而言，出现卵巢储备能力下降的年龄存在差异，并不是所有年轻女性都有很好的卵巢储备功能。相反，也有年纪大但卵巢年龄很年轻的例子，其卵巢储备功能也仍然良好。单纯用年龄评价卵巢储备功能有很大的局限性，还需结合其他指标进行更确切的评价。

传统检测需在月经期

激素检测是临床判断卵巢储备功能的方法之一，包括评估女性生殖激素六项，即卵泡刺激素（FSH）、黄体生成素（LH）、雌二醇（E_2）、孕酮（P）、睾酮（T）、催乳素（PRL）。如在月经周期的第 2~4 天测定 FSH 和 E_2 水平，若 FSH>12 IU/L，E_2>60pg/ml，则表明卵巢储备功能就不太好了；FSH 水平大于 15 IU/L 则明显不好，多次测定均大于 20IU/L，妊娠的成功率就几乎为零了。另外，抑制素也是常用指标。在卵巢储备功能下降早期，FSH 尚未升高时，首先表现为抑制素 B（INH-B）下降，比 FSH 更早、更直接地反映卵巢储备功能。

新技术随时可测

女性来月经后就可检测卵巢储备功能，尤其是月经紊乱、20 岁都不来月经的人群。如患有卵巢早衰及原发性卵巢功能不足，40 岁前就会出现卵巢功能下降。但由于传统最佳检测生殖激素的时间是在女性月经周期的特定时间进行，若错过检查激素六项的最佳时期，则需等待一个月，间隔时间较长。此时，可选做抗苗勒管激素（AMH）检测，能够更早、更准确地反映卵巢是否发生衰变。AMH 检测不受月经周期的影响，可在一个月经周期内随时反映卵巢储备功能，而且检测结果稳定。

AMH 是一种由卵巢小滤泡的颗粒层细胞所分泌的激素，胎儿时期的女宝宝从 9 个月起便开始制造 AMH，卵巢内的小滤泡数量越多，AMH 的浓度越高；反之，当卵泡随着年龄及各种因素逐渐消耗，AMH 浓度也会随之降低，越接近更年期，AMH 越趋于 0。因此，AMH 可间接反映卵巢里的卵泡库存量情况。AMH 指数越高，说明卵子的库存量越大，生育能力自然就越强。AMH 降低时，就代表卵巢正在老化，也就是生育力衰退。

值得注意的是，由于卵泡消耗速度会因人、因时而有所差异，仅可就当时的检测结果给予患者建议，无法预估未来的下降趋势。若 AMH 指标有偏低的倾向时，建议最好及早制定生育规划。

建议有生育计划的女性不妨查查卵巢储备功能，越早干预，对于有质量的生育越有好处。建议在治疗不孕症前及做试管婴儿时，也进行此项排查。

35 岁是生育的分水岭

乔杰｜北京大学第三医院生殖中心主任医师

女性的生育能力与年龄有很大的关系，女性在胚胎期时体内即形成了一生中的卵子，为 400 ~ 600 个，卵子数量随着年龄增长逐渐减少。

30 岁以后，优质卵子数量开始减少，等到 35 岁，优质卵子减少的趋势开始明显加剧，怀孕概率也相应急剧降低。而且女性 35 岁之后，身体机能开始衰退，出现卵巢功能退化、卵子老化、子宫内膜异位症、子宫腺肌症、盆腔炎等概率增加，而这些都是导致不孕的常见原因。

时下，不少不孕女性通过“试管婴儿”技术圆了自己的妈妈梦，可实际上，试管婴儿的成功率总体而言只有 40% 左右，年龄是“试管婴儿”技术不可逾越的鸿沟，35 岁就是一道分水岭。

即便可以做“试管婴儿”，35 岁以后的成功率也明显下降。在北京大学第三医院生殖中心，25 ~ 35 岁的女性借助辅助生殖技术怀孕的成功率为 50% ~ 60%；而 35 岁以后，成功率会下降到 30% 左右；到了 40 岁以上，10% 的成功率就算高的了。

女性的最佳生育年龄在 25 ~ 28 岁。所以，如需辅助生殖技术帮助怀孕，应赶在 35 岁以前。

二胎前的必要检查

徐丽清｜广东省妇幼保健院生殖健康与不孕症科主治医师

随着二胎政策的全面实施，生殖科门诊有不少 40 岁以上的夫妇前来咨询能否再生育的问题。那么，如何才能评估卵巢是否还有生育二胎的条件呢？

阴道超声来观察

由于腹部超声需要在憋尿的情况下进行，对卵巢内的小卵泡分辨率有限，故评估卵巢时，首选阴道超声。而对于无性生活的女性（如青春期多囊卵巢综合征患者），则选择肛门超声。评估卵巢功能时，在月经周期的任何时期均可以做阴道超声检查，但最能准确反映卵巢“库存”的时期是在月经来潮的第三天左右。

在 B 超下，我们可以看到卵巢里有很多的小卵泡，这些小卵泡就是卵子住的“小小房子”，能很好地反映出“库存”的量。但由于超声有一定的主观性及经验性，再加上不同医生的技术可能会存在一定的差异，因此，有时评估结果也会存在差异。

性激素六项来检测

和女性的“大姨妈”一样，性激素也是呈周期性变化的，不同时间，检测性激素的意义是不同的。用来评估卵巢“年龄”的话，我们一般选择在月经的第 2 ~ 5 天来检测。而对于月经稀发或已经闭经 3 ~ 6 个月、B 超提示卵泡小于 1 厘米者，则可直接检测。

性激素六项，分别为卵泡刺激素（FSH）、黄体生成素（LH）、雌二醇（E_2）、孕酮（P）、睾酮（T）、催乳素（PRL），而能反映卵巢年龄的是前面三项，其他几项则是反映女性体内的其他内分泌状况，但对于不孕或者备孕女性来说，通常一起检测这几种激素情况。当 FSH > 40 IU/L，提示卵巢功能已衰竭；当 FSH > 10 IU/L 或 FSH/LH > 2 ~ 3.6，往往提示卵巢储备功能减退；或者这两项正常，而 E_2 > 80 pg/ml，则提示卵巢已开始进入早期衰退阶段。

抗苗勒氏管激素更方便

抗苗勒氏管激素（AMH）的发现，让生殖界乃至妇产科界的医生都兴奋不已，因为这个激素能更灵敏、更准确地反映卵巢的储备功能。AMH 可以在 FSH、E_2 及 B 超检查尚未发生变化时就反映出开始衰退的卵巢功能，而且其检测时机比较方便，在月经周期的任何时候均可检测。目前，国内外研究表明，AMH < 1.1ng/ml，往往预示卵巢功能减退；而 AMH > 11.8ng/ml，则可能与多囊卵巢有关。

临床中，医生多采用多项指标综合判断卵巢年龄，结合生理年龄、临床症状、B 超及基础性激素，必要时连同 AMH 一起评估。若已确诊卵巢储备功能减退，一般建议尽早怀孕，不孕者应积极进行相关干预，必要时可进行辅助生育治疗。需要注意的是，如果既往月经周期规律，而现在出现周期缩短、月经量减少的趋势，或者月经稀发甚至闭经，也需及时到医院检查，了解卵巢功能。

二胎前做好盆底准备

张颖颖｜健康时报驻杭州市第一人民医院特约记者

已经经历过一次分娩的妈妈们，准备生二胎时，要注意提前让盆底也做好准备。

在门诊中，杭州市第一人民医院产科的朱立波医生经常碰到这样的孕产妇：随着孕期肚子的增大和体重的增加，或刚生产后，出现咳嗽或喷嚏时小便不受控制地漏出，尤其是二胎时，发生这种症状的女性明显增多。

我们的盆底像“弹簧床”一样，承托和支持着膀胱、子宫、直肠等盆腔脏器，并有多项生理功能，包括控制排尿排便、维持阴道紧缩度等。女性在妊娠、分娩过程中，不可避免地对盆底肌造成不同程度的损伤。在怀孕时，增大、向前突出的肚子使盆底处于持续受压状态而逐渐松弛。阴道分娩时，产道及周围盆底组织极度扩张，肌纤维拉长部分撕裂，并损伤局部神经。“弹簧床”弹性变差，无法将器官固定在正常位置，从而出现功能障碍，如大小便失禁、脏器脱垂、阴道松弛、性生活满意度降低等。

如果在这些情况没有改善的情况下再次怀孕，对盆底无疑是雪上加霜。若置之不理，只会加速肌肉群老化、导致病情愈加严重，为以后的日常生活和孕育二胎留下严重的健康隐患。

因此产后一定要做盆底康复训练，包括饮食上避免经常饮用茶、咖啡、有汽饮料；避免长时间蹲、站立及负重；避免产后过早进行跳操、爬山、仰卧起坐等增加腹压的运动；保持大便通畅；进行凯格尔锻炼（盆底肌肉收缩锻炼）；使用盆底康复器（阴道哑铃）；进行低频电刺激与生物反馈治疗。以上最后三项需在专业医生的指导下进行。

产后一年是盆底肌功能恢复的“黄金时间”，越早训练，效果就越好。如果已经过了产后的黄金训练时期也不用急，现在逐步锻炼起来也能促进盆底肌的康复，使盆底功能恢复到相对健康的状态，为孕育二胎奠定基础，同时减轻二次孕产对盆底肌的再次损伤。待到二宝降生，妈妈们就又可以尽早开始盆底肌的锻炼了。

高龄医生这样备孕二胎

杨琛｜中山大学附属第一医院东院妇科主治医师

经过深思熟虑，在 36 岁高龄时，我决定开始积极备孕二胎。

作为妇产科医生的我深知高龄产妇的风险，而且也对自己的年龄和生育能力没有信心，但还是认真地去做了 B 超、TCT 等计划怀孕前的常规检查，并提前三个月开始每天服用一片 0.4 毫克的叶酸。

过了 3 个月也没怀上，总是想为什么还没怀上，是年纪大了还是自己有什么妇科疾病？焦虑情绪挥之不去。

能医者不自医，我忍不住去咨询了不孕专科的主任，主任让我放松点，已经生过一个孩子，夫妻双方的生殖健康应该是通过了实践检验的，我们夫妇应该再试 3 个月。如果高龄夫妇积极尝试 6 个月仍未怀孕，才要夫妻双方去做医学检查，必要时还是要尽快考虑辅助生育技术。

听了主任这番话，我也觉得自己已经生育过，既然决心要二胎，就不应该思前顾后。我在解决了思想负担的同时，做了一个备孕纲要。

释放自己，享受过程。孩子是上帝赐予的宝贝，不是我们生活的筹码或宠物。生二胎真正的思想基础是因为我们夫妻真的相爱，希望有爱情结晶。所以实战时，我们只要真正地释放自己，享受这爱情过程就好，其他一概不想。

心有所忧，做出行动。担心宫外孕可能，我就马上去做输卵管通水；担心怀不上可能是抗精子抗体的问题，我们马上用避孕套避孕 2 ~ 3 个月。总之，想到什么风险或担心什么事情，不再让这种担心发酵，而是用积极的行动去解决问题。

全面“围剿”排卵时刻。由于月经比较准，所以我们放弃了 B 超监测排卵和验尿棒监测排卵的方法，而是根据下个月月经可能来的第一天的日期减 14 天来推算出大概的排卵日期后，就在排卵日前后及排卵日当天同房，平时则注意休养。

提前三个月做好准备。除了健康饮食、运动和规律作息，服用小剂量叶酸等身心准备外，我们还对大宝谆谆诱导，告诉他，他很快会有个弟弟或妹妹，如果爸爸妈妈老了，弟弟和妹妹就是他最亲的人，他们就能互相取暖。并让他积极参与到备孕二胎的一些生活改变中，让他觉得生小宝他也有参与，也是一种美妙的体验。

就这样，4 个月后，在充实的备孕生活中，我最终顺利怀上了小宝。

冷冻卵子并非万无一失

高芹｜山东大学附属生殖医院生殖中心主任

近日，娱乐报道称 41 岁的徐静蕾冷冻卵子，并称后悔没有早点做，因为年龄大了，打了 3 个月激素才完成。冷冻卵子其实并不新鲜，对于越来越多职场女性来说，这种需求也在增加。人的生育能力是有限的，尤其是对于女性而言。在某些意外的情况下，生育力还可能会被无情地缩短或终止。卵子或精子的冷冻即是生育力保存的一种方法。

世界上第一家卵子库在美国芝加哥威斯康星大学医学院建立。我国目前虽然还没有卵子库，但卵子冷冻技术却并不落后于国外同行的脚步。卵子冷冻无疑为那些有可能遭遇生育障碍的人提供了一份“平安”保险。但这份保险还有很多不如意的地方。

卵子冷冻，是指将成熟卵子放在零下 196℃的低温液氮下冷冻，时间不超过 1 秒钟，以保证对卵子内部结构的损害降到最低。

由于卵子比精子大 100 多倍，细胞内水分较多，冷冻过程中水分易结冰，稍有不慎就会破坏细胞内部结构。因此，冷冻卵子技术最困难的是如何利用高科技把冷冻的卵子解冻并适应受孕温度，而且不破坏它的原始结构。另外，用冷冻卵子获得的后代的健康，尚缺乏远期观察。

而且，卵子不像精子那样容易获得，需要经阴道穿刺取卵，这就存在一定的手术风险。为获得较多的卵子，取卵前还需要超促排卵治疗，用药过程中有可能发生与促排卵有关的并发症，如卵巢过度刺激综合征等。

卵子冷冻尽管是女性生育力保存的重要手段，但与我们的期望还有差距。尤其是对于那些想推迟生育年龄、盲目将卵冷冻、以为想用时就能心想事成的女性朋友来说，冷冻卵子所能规避的以后不能生育的风险是有限的。

因此辅助生殖专家不提倡那种没有任何医疗指征、仅仅为了暂时不生育就盲目将卵子冷冻的做法。

它只适合于以下几类人群。

1. 接受肿瘤放化疗而损伤卵巢功能的患者，或对卵巢等性腺实施手术的患者。放化疗对卵巢功能的损伤是无情的。卵子对放化疗尤为敏感，易导致卵巢早衰或提前绝经。

2. 长期接触过量的放射物质及有毒物质的特殊职业者，他们面临的将是生育力的丧失或受损。

3. 因某些原因不能冻存胚胎，希望延迟生育年龄的女性。如未婚或离异的妇女，因为在女性生育年龄中，35 岁以后生育力明显下降，自然流产率上升。高龄妇女生育唐氏综合征和染色体异常子代的风险增加。

4. 接受试管婴儿技术的女性，在促排卵时，可以获得较多的卵子，希望冷冻部分卵子以后再用，或提供给那些因卵巢功能低下，不能获得卵子而无法进行试管婴儿的患者。

如果符合上面这些要求，可以到生殖中心确认是否有卵子冷冻的指征，排除禁忌证，如是否有促排卵用药及穿刺取卵的禁忌、年龄的限制。包括冷冻卵子时的年龄及启用卵子时的年龄，这两个年龄问题涉及卵子的质量和高龄生育的风险。一般而言，越年轻冷冻卵子，效果越好。

然后签署知情同意书。通过详细阅读，进一步了解卵子冷冻的相关风险。要仔细阅读，深思熟虑后再签署。然后建立相关的病历文书。之后就进入治疗周期，也就是开始促排卵，取卵，卵子冷冻保存。一般 35 岁前冷冻卵子效果最好。

具备卵子冷冻技术的部分医院

北京大学第三医院生殖医学中心

北京妇产医院生殖医学科

北京大学第一医院生殖中心

北京大学人民医院生殖医学科

上海红房子医院生殖中心

上海仁济医院生殖中心

上海第一妇婴保健院生殖中心

上海岳阳中西医结合医院生殖科

中南大学湘雅医院生殖中心

广东省妇幼保健院生殖健康科

Chapter 9

怀孕，只要稳稳的幸福

怀胎十月对女人而言是一个充满幸福的过程，孕育一个小生命，开启一段充满希望的人生新旅程，绝对是一件令人欣喜的事情。然而，怀孕过程中同样也充满了未知，不免让准妈妈产生各种担忧和顾虑。有一些顾虑是可以通过科学的方法排除的，也有一些焦虑是必须等待时间去给出答案的，准妈妈们把该做的都做了，该注意的事项都注意了，其他的就交给专业的产科医生来解决吧。要相信自己，也要相信医生和科学，下面我们就来听听专业医师的建议，把握住怀孕期间稳稳的幸福。

怀孕了先别急着说

段涛｜上海市第一妇婴保健院院长

怀孕了虽是好事，但先别急着宣布，因为好事不一定会长久，太早宣布可能会有无奈收回的风险和尴尬。

怀孕过了 3 个月再公布

大家要知道两个概率。

首先是流产的概率，在整个人群中，临床妊娠（月经延迟、验尿或超声证实怀孕）的流产率为 10% ~ 15%，这可不是个小的概率。大多数的流产发生在 3 个月之内，所以孕周大一点再宣布好消息更靠谱一些。

其次是宫外孕的概率。流产还算好，更加致命的是宫外孕（临床上称为异位妊娠），如果未能及时发现和处理，可能会导致腹腔内大出血甚至死亡。异位妊娠的概率也不低，在不到 100 个怀孕的人当中就有一个人是异位妊娠，这就是为什么在你去医院检查怀孕的时候，医生一般会建议你要做超声检查，超声检查的一个重要目的是排除异位妊娠。

所以，停经以后验小便呈现阳性只能先"窃喜"，要等到停经 40 ~ 50 天去做完超声检查再说，这时候做超声检查是要看：胚胎在宫内还是宫外，一个还是两个甚至三个，是死的还是活的。超声确认了，可以先在家庭内部小心翼翼地宣布，让婆婆、妈妈先暗爽一下，请注意是"暗爽"，还不能"明爽"。超过 3 个月就可以告知亲朋好友和单位同事并接受祝福了。

怀孕了没必要请病假

现在的准妈妈们金贵得很，一怀孕就开始请病假，其实根本没有必要，不过真的要开病假，医生一般也不会拒绝。拿了病假天天躺在家里"养胎"或"保胎"，一是很无聊，二来也没有什么用。在我做住院医生的时候，妇产科医生和助产士怀孕了照样上班到孕晚期，直到帮别人接生完了自己肚子痛，直接就到产床上自己去生了。

我遇到过太多的“养胎”或“保胎”的奇葩之事，其中一个例子还是个高年资妇产科医生。停经没多久她就宣布自己怀孕了，开了病假躺在床上“养胎”，养了不到两周又回来上班，大家纷纷来道喜，她只是尴尬地笑笑，不正面回答。后来大家才知道，她其实根本没有怀孕，只是认为自己怀孕了，还有“早孕反应”，在床上躺了不到两周，月经却来了。

选医院就像选庙烧香

看病生孩子选择医院有点像选择庙宇去烧香，医院就是庙，医生就是和尚。有的人烧香是冲着庙去的，有些人则是选择和尚，大庙里可能遇到小和尚，小庙里也可能有大和尚。如果孕期和分娩一切正常，在哪里生都一样，找谁看也都一样。但是一旦有问题，或者是分娩期间出现意外，在不同的地方可能就会有天差地别的结局。

如果有严重的内外科并发症或传染性疾病，最好是选择综合性医院的妇产科；除此之外，你选择综合性医院还是妇产科专科医院都可以，在分娩量大的医院，医生的临床经验会更加丰富一些；如果是双胞胎、三胞胎或者是其他胎儿问题，一定要去有经验的、大的胎儿医学中心就诊。

意外怀上的能要吗

丁辉 | 北京妇产医院妇女保健科主任医师

在不知道自己怀孕的情况下，吃了感冒药，又吃了避孕药。这个孩子还能不能要？药物对孩子是否有影响？以往，孕妇遇此情况都很纠结。如今，担心大可不必，在北京妇产医院健康中心开设的孕期有毒有害物检测门诊，做个检测就能知道。

与其他门诊简短的 3 ~ 5 分钟的问诊时间相比，每位准妈妈到了这里，就诊时间至少在 20 分钟。由于激素的变化、外形的变化、角色的变化，进入孕期以后，女性更容易出现焦虑感，她们首先需要的是倾听。所以，孕期有毒有害物检测门诊，首先会倾听女性的声音，但绝不仅仅局限于此。更多的功能，是帮助女性来排查环境因素、营养因素、遗传因素等对胎儿的影响，帮助这些孕妇了解胎儿的状态，安心怀孕抑或果断放弃。

一位孕妇就是如此，在不知怀孕的情况下吃了感冒药、避孕药，十分焦虑，不知道这孩子还能不能要。仔细询问了她吃药、末次月经的时间后，根据她吃的药进行分级，并利用生物微磁场分析其人体代谢情况，综合判断，可继续保胎。

这是因为，胎儿在发育时，3 ~ 8 周是胎儿神经发育期，也是敏感时期。而她服药的时间，恰好是在非敏感期，也就是 3 周之前、8 周之后，而且，所服用的药物从致畸性上来分，分别为 A 级、B 级（D 级是最严重的），并不严重；通过尿液分析人体代谢情况，也没有问题。综合判断分析，药物对孩子没有影响，可继续保胎。

前几天还接到一位新妈妈的信，并寄来了她的宝贝女儿的照片。她在早孕期鬼使神差地照了颈椎 X 片，于是终日焦虑，到了门诊后，我给她做了功能医学的检查，用循证数据帮她分析了相关过程，建议保住这个孩子，最终她生了个健康宝宝，且很有音乐天赋。

当然，也不是每位孕妇都如此幸运，有些孕妇怀孕前吃过减肥药，或是遭受一些辐射等，都可能影响胎儿。有一位油漆工，结婚几年一直没有生孩子，经过检测，远离油漆之后，半年多就怀上了孩子。劝解各位年轻女性，不要通过吃减肥药来减肥，要健康地生活，孕前 3 个月吃叶酸，生育一个健康的宝宝。

相关阅读

这些产检不能省

孕早期：孕 7 周左右时做 B 超，不仅能检测到是单胎还是多胎，胚胎是否存活，还可看到胚胎着床的位置。如果胚胎着床在经产妇剖宫产的疤痕上或是着床在子宫外，都很危险。

孕中期：血压和血糖监测很有必要。

孕晚期：胎心监护更加有必要，了解胎儿情况。

孕早期须排查异位妊娠

刘伟｜上海仁济医院妇产科主任医师

胚胎长在脾脏里，比中一亿彩票的概率还低。但有些患者还真不幸“中奖”了！上海仁济医院南院曾成功诊治一名异常罕见的脾脏妊娠的患者。患者停经两个月，但在当地医院多次检查仍无法确定妊娠情况，遂转院至上海仁济医院妇产科。接诊之后，检查发现患者血 HCG 值（妊娠指标）非常高，但是 B 超未见明显宫内外妊娠迹象，异位妊娠部位不明确。约 90% 的异位妊娠都发生在输卵管，B 超一般是能检测到的，但这个患者的妊娠指标非常高，却怎么都找不到胚胎，很奇怪。

确诊患者为特殊部位异位妊娠之后，我开始有针对性地寻找胚胎，通过腹部 CT 检查，最终在脾脏脾门处发现妊娠肿块，是一个近三个月大小的存活的胎儿。如果没有明确诊断，探查很有可能会漏掉。还好我们及早发现，没有等到脾脏破裂。

其实，在孕早期，有一种危险情况亟须引起孕妇及家人重视，即异位妊娠。一般情况下，异位妊娠应该在输卵管或者卵巢，可见明显的包块或破裂口。胚胎长在脾脏里其实也是一种异位妊娠，受精卵为什么“不远千里”要跑到脾脏呢？其实，女性子宫连着输卵管，而输卵管另一端与人体腹腔相通，而脾脏在人的上腹部，受精卵到达此处的概率微乎其微。

异位妊娠就像一颗定时炸弹，一旦出现流产或破裂，就可能导致腹腔内大出血，威胁生命，尤其是这类罕见的特殊部位腹腔妊娠，危险度非常高。因此，孕早期的 B 超检查非常重要，可以据此了解妊囊位置及发育情况，估计孕龄，检测孕妇是否属于正常早孕、异位妊娠、畸形子宫并妊娠，排查异位妊娠及早孕发育异常。

孕妇感冒只能硬撑吗

周剑平｜上海瑞金医院呼吸内科住院医师

对于正常人来说，感冒了吃药、休息是再正常不过的事情，但是对于很多孕妇来说，感冒吃药就像是不能触碰的地雷，她们生怕感冒药物会造成胎儿流产或者畸形，因此很多孕妇如果感冒了，会选择硬撑过去。

但是，有些严重的感冒对妊娠危害很大，不能硬撑。而孕期不能随便用药的原则并不等于孕期不能用药，只要清楚用药的原则，药物对孕妇自身及胎儿来说，也可以是安全、有保障的。

孕产妇是流感病毒的易感人群，很多孕妇感冒后都会选择“硬撑”，拒绝看医生以及使用任何药物，但是如此对待孕期感冒，真的就安全了吗?

近日，怀孕 7 个月的李女士感冒了，因为怕用药影响胎儿，就坚持没用药，结果三天后她发热了，最高体温达 40℃，并伴有呼吸困难，家里人立即把她送往医院。经检查，李女士心肌酶非常高，心肌已经受到严重损害。此外，她血中氧含量的指标非常低，产科的超声也提示胎儿在子宫内缺氧。医生考虑李女士是由于流感病毒感染而引起了重症心肌炎、重症肺炎，由于病情非常严重，如果继续怀孕很可能加重病情发展，在跟患者及家属沟通后，医生急诊给李女士行剖宫产术，术后转入内科重症监护室（MICU）。经过一段时间治疗后，李女士才痊愈出院。

广东省妇幼保健院内科重症监护室的罗毅平主任医师表示，孕产妇是流感病毒的易感人群，怀孕后，由于免疫力降低，病毒感染后往往会引起很严重的并发症，如肺部感染，导致重症肺炎甚至呼吸衰竭，或引起病毒性心肌炎，导致急性心衰等，威胁到母婴的生命安全。所以，对孕期感冒应给予高度重视。罗毅平提醒，孕期并非“不能用药”，而是“不能随便用药”，切勿让一些能通过及早正确用药而治愈的疾病丧失了最佳治疗时机。

实际上，孕期感冒是否要用药确实需要具体病情具体分析，一般的感冒症状较轻，如流清涕、打喷嚏等，对胎儿影响不大，还是不要随意服药，休息几天就会好。孕期不能随便用药是因为，妊娠后，孕妇体内酶有一定的改变，对某些药物的代谢过程有一定的影响，药物不易解毒和排泄，在孕早期胎儿器官形成时，药物对胎儿会产生一定的影响；孕中晚期的不合理用药也会导致很多有害物质通过胎盘屏障，直接进入宝宝的血液；有些药物如在分娩前使用，甚至会威胁母婴生命安全。

但有一些疾病本身对胎儿和母亲的影响已远远超过药物的影响时，就应当权衡利弊，在医生指导下，合理用药。很多疾病都会直接影响到母婴健康，例如甲状腺类疾病、持续发热、高血压、阴道炎等，如果依旧坚持不用药，就会加大流产、胎停、致畸、早产等情况发生的概率。

北京协和医院产科医师章蓉娅博士表示，孕妇在孕期用药时，往往不是过于恐惧，就是过于大意。其实，只要掌握用药的原则，药物也可以是安全的。

妊娠期用药安全分类如下。

A 级：目前临床实验证实对胎儿无害（如甲状腺素、阴道用制霉素等）。

B 级：动物实验证实对胎儿没有致死性的或不良的反应，人体实验尚无报告（如磺胺类、红霉素等）。

C 级：动物实验证实对胎儿有不良的反应，人体实验尚无报告，但必要时可用（如阿司匹林、阿托品等）。

D 级：目前临床实验证实对胎儿有不良的影响，但在危及母体生命情况下可用（如苯巴比妥、青霉胺等）。

X 级：目前临床实验证实对胎儿有不良的影响，绝对禁止使用（如雌二醇、炔诺酮等）。

孕妇能做 X 线检查吗

彭静、邱双发｜中南大学湘雅二医院急诊科医师

近日，我们在急诊工作中接收了一位怀孕 28 周的准妈妈，因“发热、咳嗽、咳痰”到医院急诊就诊，医生考虑为肺炎，建议做 X 线检查明确肺部病变情况。但因担心会导致胎儿畸形被患者拒绝，患者要求口服普通抗生素治疗。3 天后该患者因呼吸困难再次入院，经多次劝说后完成 X 线检查，诊断为重症肺炎，呼吸衰竭，被送入 ICU 治疗，最终患者好转出院，但孩子却未能保住。

X 线检查，俗称为“拍片”。当前国际主流学术机构对孕期影像学检查的共识为，胎儿能够接受的 X 射线的最大累积吸收安全剂量不应超过 5rad。以胸部 X 线平片为例，每次拍片胎儿的平均吸收量只有约 0.00007rad，孕妇要做超过 70000 次胸部 X 线检查，胎儿的射线吸收量才会达到 5rad。因此 X 线检查对胎儿的影响并没有人们日常所说的那样可怕。

另外，放射线对胎儿可能造成的影响还因照射部位不同而有所不同，在母体越靠近胎儿的部位行射线检查，胎儿的吸收量越大。因此，应避免对靠近胎儿的母体部位行射线检查，而其他部位的单次射线检查且准备足够铅当量的屏蔽物则是可以接受的。

当然，临床医师对就诊孕妇会优先考虑非 X 线的检查方法，根据临床指征权衡利弊后，认为确实 X 线检查是必须时才会申请，并遵循“必须要照可以照，需要照尽量少照，不必要尽量不照”的基本原则。

另外，医生在必须对孕妇行 X 线检查前，需取得患者及家属充分的知情同意才进行下一步，这时，需要广大患者及家属理解和配合。

准妈妈如何正确防辐射

范玲｜北京妇产医院围产医学部主任医师

孕早期是胎儿致畸的敏感期，准妈妈日常生活中应该多加注意，全面防辐射，为胎儿提供一个安全生长的环境。但准妈妈也不必“草木皆兵”，只要多注意远离辐射源即可。

远离微波炉

对于孕早期的准妈妈来说，微波炉可能是一个敏感的刺激源。正常情况下，微波炉是安全的，准妈妈可以安心使用，但如果家用微波炉使用时间较长，或者密闭性不好，则应尽量远离微波炉。不要将微波炉放在卧室里，不用时要拔掉电源。开启微波炉后，不要站在旁边，要等停止运行后再过去处理食物。

检测微波炉是否漏辐射的方法是：在微波炉门周围贴上纸条，微波炉开启时，纸条被吹动，则表明微波炉漏辐射；在微波炉门上夹一张纸，如果能用手将纸条拽出，表明其密闭性不好，不宜使用；漏辐射的微波炉或密闭性差的微波炉，不只准妈妈不宜使用，其他人也不宜使用。

尽量少用手机

手机虽然看起来很小，但在使用时也会产生电磁辐射，而且使用手机时不可能与之保持较远距离，所以更容易对准妈妈和胎儿造成伤害。手机通话刚接通时辐射量最大，在接通瞬间应将手机远离头部。手机信号不好时，辐射也会增加。怀孕早期，准妈妈要格外注意。

而且，孕妇如果长时间玩手机，依赖手机里的游戏或者是应用 APP 的话，那么孕妇的活动量就会相应减少。准妈妈如果想健康，就需要一定的活动量，否则，会引起身体不适，也会对胎儿产生影响。

不用穿防辐射服

现代办公多用电脑，很多准妈妈担心胎儿受到辐射影响，甚至在孕前就开始穿防辐射服了。但实际上防辐射服并不像它所宣传的那么有用。

有实验证明，目前市场上的防辐射服对单一来源的辐射有效。单一来源辐射就是指一对一的辐射关系，比如将手机放到折好的防辐射服里，手机可能没有信号，然而这并不能证明防辐射服在生活中能防止所有辐射。

生活中的辐射是复杂的，都不是单一的，且不是一个方向的。你的前后左右都有辐射来源。在这种状态下，辐射在防辐射服内经反射，信号反而可能被防辐射服收集，加大了防辐射服内的辐射量。

别让电器扎堆

不要把家用电器摆放得过于集中或经常一起使用，特别是电视、电脑、电冰箱不宜集中摆放在卧室里，以免使自己暴露在超剂量辐射的危险中。此外，要注意不要在电脑后面逗留。因为电脑辐射最强的是背面，其次为左右两侧，屏幕正面的辐射反而最弱。

准妈妈怎样安度雾霾天

贺木兰｜复旦大学附属妇产科医院产科主治医师

入冬之后，时不时的雾霾天，让不少准妈妈很忧伤，担心雾霾影响肚子里的小宝宝，纠结需不需要戴 PM2.5 口罩，挖空心思想着吃点什么润润肺……对于孕产妇来说，有些事情还真和一般人群不一样。

防尘口罩不宜久戴

雾霾天气会对呼吸道造成伤害。空气中飘浮的大量颗粒、粉尘、污染物、病毒等，一旦被人体吸入，就会刺激呼吸道黏膜，使鼻腔变得干燥，破坏呼吸道黏膜的防御能力，导致细菌进入呼吸道，造成上呼吸道感染。准妈妈在怀孕期间由于身体免疫能力下降，就成了雾霾的重点“打击”对象。

其实，准妈妈不是一定要选择戴 N95 或 N90 口罩，这些原本是工业用途的防尘口罩，佩戴时间不应超过半小时，戴久了容易出现头晕、胸闷等缺氧症状。而且，准妈妈们由于子宫增大，膈肌上抬，本来就容易出现胸闷的症状，雾霾天经常佩戴这类口罩只会适得其反。准妈妈们在一般情况下，雾霾天尽量少出门，外出选择棉质口罩即可，外出归来，应及时清洗口罩、鼻腔及裸露的肌肤。

冰糖炖雪梨绝非万能

怀孕期间，因为孕妇要尽量避免不必要的药物使用，于是当出现咳嗽、咽痛等感冒前驱症状时或者雾霾天时，家里的长辈就会拿出“秘方”——冰糖炖雪梨。说是可以止咳、祛痰、润肺，并且富含维生素 C，绝对纯天然，绝对无毒无害。

但是，临床上我们见到许多孕妇，喝了一个星期的冰糖炖雪梨，症状好像是有些好转了，但是尿液中葡萄糖超标了，有些人甚至血糖都出现了异常。其实，我们建议可以将“秘方”略加改进，比如“川贝炖梨”就是个不错的选择。做法：用去皮、去核的新鲜梨加川贝粉 10 克，放在锅中隔水蒸软，趁热食用。

雾霾天试试孕妇瑜伽

当医生告诉身体健康的准妈妈要“适当”休息的时候，指的是不要过度劳累的意思，准妈妈们千万不要断章取义，理直气壮地和家人说：“是医生叫我多休息的！”于是，大门不出，二门不迈，整天宅在家里玩电脑，不锻炼、不活动，导致体重直线飙升，结果就造成了巨大儿、糖尿病、高血压、难产等风险增加。

建议准妈妈们可以关注 PM2.5 实时监测数据，当空气质量指数（AQI）小于 100 时，可以到户外活动。散步是最好的增强心血管功能的运动，也是孕期较为安全的运动。但 AQI 大于 100 时，应减少外出活动，在家做做孕妇瑜伽是个不错的选择，可以保持孕妇的肌肉张力，使身体更加灵活，增加盆底肌肉力量、心肺力量等，而且关节承受的压力也相对较小。

准妈妈怎样安心养宠物

张羽｜北京协和医院妇产科副主任医师

宠物在许多家庭中都成了难以割舍的一员，当准妈妈怀孕后，很多人纠结要不要将宠物送走。其实，只要科学处置、合理应对，宠物带来的风险完全可以避免。

准妈妈最怕的就是感染弓形虫。猫科动物是弓形虫的最终宿主，虫卵随猫的便便排出，在泥土中能存活长达 1 年。除了猫之外，几乎所有哺乳动物和鸟类都可以传染弓形虫，成为中间宿主。弓形虫的主要传播途径是消化道传播，例如食用未完全煮熟的肉、接触动物粪便后未洗手就进餐。孕期感染弓形虫，会导致胎儿宫内死亡、自然流产。如果胎儿侥幸存活，妊娠得以继续，弓形虫可能侵犯胎儿的中枢神经系统，使胎儿发生脑积水、小头畸形、脑钙化、肝脾肿大、腹水、宫内生长受限等问题。

医学名词听起来总是那么吓人，要是这么笼统一看，一旦感染弓形虫，简直是万劫不复。实际上，只有首次感染弓形虫的猫会在感染的最初两周内传播虫卵，而且，猫粪中的卵囊要“孵化”一天才具有传染性，如此算来，准妈妈养到一只刚好具有传染性的猫咪的概率不大。如果你家“铲屎官”勤快，每天都铲屎，即使连续 14 天猫砂里都有排出卵囊，也等不到它孵化出来，就被铲走了，很少会感染妈妈。只要小心处理，弓形虫感染没你想的那么容易，宠物完全可以安全陪伴在备孕妈妈和准妈妈身边。

不过，既然有风险，我们还是要学会预防。避免感染弓形虫的最好方法就是孕前体检，孕前体检中有一项 TORCH 检查，是针对弓形虫病、梅毒、风疹等多种疾病的。如果 TORCH 检验显示已经感染过弓形虫，那么母亲体内已经产生了抗体，就不用再担心孕期会通过宠物感染弓形虫病了；如果 TORCH 检验显示从未感染过，则表明没有免疫力，那就要在整个怀孕期间格外注意；如果化验结果显示正在感染，那就暂时不宜怀孕。

美国疾病预防控制中心给养猫孕妇的 7 条建议。

1. 不亲自清理猫粪便，如果不得已要做，戴一次性手套并在清理后用肥皂、温水洗手。

2. 猫粪便需每日清理。

3. 喂食市售猫粮或罐头，不喂生肉。

4. 让猫待在家里。

5. 暂时不收养流浪猫，尤其是幼猫，怀孕后不再养新猫。

6. 遮盖放在户外的猫砂盆。

7. 园艺时戴手套，尤其是在接触土壤和沙子时，事后要洗手。

相信了解这些知识后，每一个有爱心的家庭在创造一个新生命的同时，都不会轻易抛弃另外一个已经存在的生命。

高度警惕孕期胖太快

孙丽芳｜北京积水潭医院妇产科主任医师

通常情况下，怀孕后准妈妈的待遇是节节攀升：吃，要新鲜有营养；动，要处处有人照料；烦人的家务活也有人代劳。

随之而来的就是比肚子增长还快的“体重”，但这在不少准妈妈眼里却是件正常事，毕竟现在是两个人吃饭，自己营养摄入越多，孩子也就补得越多。即便是孕前很注意身材的准妈妈，怀孕后也可能会无所顾忌、大快朵颐。

然而，增长过快的体重对准妈妈是很危险的，尤其是以下四类病症需警惕。

妊娠高血压综合征：怀孕期间如果体重增加过快，特别是在怀孕 5 个月之后，如果每两周体重增加超过 1 千克，就要注意患妊娠水肿和妊娠高血压综合征的可能。

难产：不加节制地进食，胎儿容易过度发育，如果体重超过 4000 克就是巨大儿了，生产时会因胎儿身体过胖、肩部过宽，可能会卡在骨盆中难以被顺利娩出。即使顺产，巨大儿的母亲分娩时也易造成会阴撕裂、产道损伤。

妊娠期糖尿病：对特别爱吃甜食的准妈妈而言，如果不注意，血液中的血糖值就会直线上升，出现妊娠期糖尿病，从而导致巨婴症、新生儿血糖过低等严重并发症。

产后肥胖：生产后，产妇的体重往往并不会立即恢复到产前的状态，如果在怀孕期间体重大幅度增加可能导致产后后遗症，短期内会造成体形改变、皮肤松弛，中年后会增加患慢性病的隐患。

判断自己的体重是否在“安全范围”。一般孕期体重增长在 10 ～ 12.5 千克是正常的，每周体重增加以不超过 0.5 千克为宜。

热点问答

问：对于偏胖的人，体重减少多少合适？

答：应该计算出自己的 BMI 值，如果属于肥胖，应适当减肥。一般胎儿和胎盘的总重量在 5 千克左右，以此计算肥胖的人大约要减少 5 千克。

问：开始怀孕时体重增长不是很快，可 6 个月后体重增长明显，怎么办？

答：可以先观察和对比一下自己在 1 周内体重的变化。与孕早期相比，孕中期和孕晚期体重更容易增长。体重标准的人，孕中期每周体重增加应控制在 500 克以内，孕晚期控制在 300 克以内。

问：孕晚期体重增加多少是合适的？

答：怀孕 9 ～ 10 个月时每周体重增加值最好控制在 300 克以内。

如何预防妊娠期糖尿病

刘烈刚｜华中科技大学同济医学院教授

妊娠期糖尿病（GDM，即 Gestational Diabetes Mellitus）严重影响孕妇和后代的健康。国外一些研究表明，膳食纤维的摄入及血糖负荷与妊娠期糖尿病有密切联系。

六名孕妇中就有一人是“糖妈妈”

作为妊娠期最常见的并发症之一，妊娠期糖尿病患病率不断上升，不但影响孕妇和胎儿，也造成了巨大的医疗负担。

根据中华医学会围产医学分会主任委员、北京大学第一医院妇产科主任杨慧霞提供的数据，目前中国每 6 名孕妇中就有 1 人患妊娠期糖尿病。从源头上改善孕妇的血糖状况，给孕妇以一定的膳食营养干预，是解决问题的根本途径。

妊娠期糖尿病病因比较复杂，但研究发现，孕前肥胖、体重指数（BMI）较高是发生妊娠期糖尿病的独立危险因素。而许多研究已经验证，谷物纤维可以降低体重和 BMI 指数，其中最著名的研究要属美国护士健康研究（NHS）：经过对 13110 名调查对象 8 年的追踪，其中有 758 名发生了妊娠期糖尿病，而总膳食纤维和谷物、蔬菜纤维的摄入量增加可以显著降低妊娠期糖尿病发生的危险性。

膳食纤维可降低妊娠期糖尿病风险

通过膳食纤维干预来降低妊娠期糖尿病的风险可能是减少妊娠期糖尿病发生的重要途径之一。但目前关于膳食纤维摄入和我国孕妇妊娠期糖尿病的关系研究还未见报道。

从 2011 年开始，我带领着研究团队首次在中国人群中进行谷物纤维与妊娠期糖尿病之间关系的研究。该研究以 161 名孕妇为研究对象，其中妊娠期糖尿病患者 68 人，健康对照组 93 人，患有其他急慢性疾病和正在口服药物治疗的孕妇予以排除，研究中监测孕妇血浆和尿液 ARs 的代谢产物与膳食中谷物纤维的摄入量，前者是谷物纤维的特异生物标志物，可以有效估计谷物纤维的摄入量。

研究发现，血浆及尿液 ARs 代谢产物与膳食中谷物纤维的摄入量呈现线性相关关系。谷物纤维摄入量增加能够降低妊娠期糖尿病的发病风险，但该结论还需要更大样本量的研究来进一步验证。

主食全谷要添加，鲜蔬嫩豆要加上

膳食纤维主要存在于果蔬以及谷物中，分为可溶性膳食纤维和不可溶性膳食纤维。高膳食纤维的摄入在降低食物升糖速度及防治 2 型糖尿病方面具有重要作用。

就拿富含膳食纤维的全谷类来说，全谷物主要是指谷类完整的种子，如糙米、高粱、玉米、小麦、荞麦、黑麦、大豆等，也可以是把种子压扁或磨碎的产品。有研究表明，妊娠期糖尿病患者选用燕麦、荞麦、红薯等含膳食纤维多的食物，在未经胰岛素治疗的情况下，即可达到显著的降糖效果。要想合理控制血糖，可以把精米白面的部分份额换成杂粮，其他食物必须充足配合，达到整体的营养平衡。

但是，并不是说吃起来越是塞牙、越是扎嗓子的食物含的膳食纤维就越多。可溶性膳食纤维就没有这种粗糙的口感，但其对于控制血糖十分有效。食物中含有可溶性膳食纤维素较多的有：毛豆、豌豆、蚕豆等嫩豆类食物；富含果聚糖的菊苣、洋蓟、洋葱、香蕉等蔬果类食物；海带、鹿角菜、海茸、木耳、银耳、蘑菇等菌藻类食物；以及富含葡聚糖的魔芋、燕麦等食物。因此，除了全谷物，还可以适当吃些上述食物。

如何应对妊娠期甲状腺功能减退

高红｜首都医科大学附属北京妇产医院内科主任医师

怀孕后，可能会遇到各种各样的症状，甲状腺功能减退是孕期容易出现的一种。妊娠期甲状腺功能减退可导致胚胎停育、畸形和各种生长发育异常，也会导致妊娠期母体并发症发生、危险性增加。

应对妊娠期甲状腺功能减退，首选药物是优甲乐，即左旋甲状腺素钠片。然而，在临床中发现，由于患者对服药时间、药物与食物以及药物与药物之间的相互影响了解不够，常不能达到预期的服药效果，影响了治疗。

优甲乐属于激素类药物，激素类药物的特点是应按照人体的激素分泌节律服用。因此优甲乐在清晨早餐前 30 分钟与足够的水一起服用会更贴近自然的激素分泌节律，使药物的有效性得到充分发挥。

其次，一些药物和食物如铁补充剂、多种维生素、钙剂和豆制品等与优甲乐同时摄入会影响到优甲乐的吸收，因此服药时间与食用此类药物或食物的时间应当间隔 4 小时以上。

一些保胎的孕妇在使用黄体酮时需注意，黄体酮会减弱优甲乐的作用，因此，要根据甲状腺功能的变化及时增加用量。服用优甲乐且同时使用阿司匹林的孕妇，因为阿司匹林会增强优甲乐的作用，应注意减少优甲乐的服用剂量。另外，优甲乐会影响胰岛素的降糖效果，因此对于妊娠期糖尿病的孕妇来讲，服用优甲乐治疗时，特别是在治疗的初期，需定期监测血糖，调整胰岛素的剂量。

妊娠期间的甲状腺功能减退患者切不可盲目停药，坚持正确服药，才能降低相关妊娠并发症的发生风险。

孕期感染易致先天性白内障

林惠芳｜健康时报驻广东省妇幼保健院特约记者

在医院眼科，经常会发现有一些小宝宝出生不久，就被查出了先天性白内障。宝宝为什么会患先天性白内障呢？

广东省妇幼保健院眼科黄学林主任医师介绍，除先天性遗传因素外，这种情况还与妈妈在孕期的一些情况相关。如孕妇在孕期感染了病毒，孕期营养失调（如缺乏维生素 A 等），孕期吸烟、酗酒、过度接触 X 线，孕期长期、大量食用皮质类固醇激素药物等，都可成为宝宝患先天性白内障的诱因；尤其是当妈妈在怀孕的前 3 个月内，如果不小心感染了病毒，那么病毒就有可能会通过胎盘传给胎儿；而又由于此时腹中胎儿的晶状体囊膜尚未发育完全，对病毒的感染非常敏感，一旦受到病毒感染时，就有可能会干扰到宝宝晶状体的正常发育而导致先天性白内障的发生。

因此，孕期要做好体检。孕妇在孕早期应尽可能避免到人多的公共场所活动，一旦在孕早期确诊有风疹病毒感染时，应在医生的指导下给予治疗，必要时甚至可考虑终止妊娠。为减小先天性白内障对宝宝眼球正常发育的影响，小孩满月至出生 3 个月内需到医院做眼部常规检查，以做到早发现、早治疗。

孕妇不必太纠结

段涛｜上海市第一妇婴保健院产科主任医师

做人不易，做女人更不易，对于很多女性来讲，会有一辈子的担心与操心：交男朋友怕遇人不淑，有性生活还没有打算要孩子怕意外怀孕，想要孩子又怕老是怀不上，好不容易怀上了又怕宫外孕、怕流产，孕周大了又怕孩子畸形，自己顺产怕痛，做剖宫产手术又怕意外，孩子生出来之前怕不好看，好看了又怕不聪明……

在看门诊时，这都是医生经常要面对的来自准妈妈的问题和担心。我觉得有几句话有必要跟孕妇说一说。

人傻福多——此话虽然直白，不那么优雅，却是我推荐给准妈妈最重要的一句话。

在门诊经常会见到一些准妈妈，在早孕初诊建卡时就开始考虑很多未来的事情，拿出一个长长的清单来问你：有没有早产的可能？要不要准备茉莉花苞茶让宫颈软化，让孩子生得快一些容易一些？生孩子时有没有单人病房？生孩子万一遇到周末或半夜怎么办？周末或晚上有没有好医生？有几个医生和助产士值班？万一要顺转剖咋办？……

我想，这不是深谋远虑，这是“过虑”，也是“早虑”。有些专业方面的事是非常复杂的，你一时半会儿弄不明白，就算好不容易明白了，也无法改变现实。而且怀孕生孩子这件事的变化太多，不可预知的事情太多，想太多、太早并没用。所以这些专业的事情就让专业人士来操心，没有一个医生是愿意看到患者出问题的。

人生有很多意外。例如做手术会有意外，打麻醉也会有麻醉意外，哪怕是概率很小的意外，也需要进行知情同意的谈话和签字。在中国，麻醉意外发生死亡的概率是十万分之一，其实中国麻醉医生过劳发生猝死的概率是三千分之一，是患者发生麻醉意外死亡概率的 300 倍！医生都没有怕，你怕什么？

对于这种爱担心的准妈妈，我要送两句话：一是办法总比困难多，不必过虑；二是这些事情产科医生见多了，对于各种问题医生都会有预案，医生最擅长的就是见招拆招，随机应变。不要为了小概率事件去过分担心。

好事坏事都是生活的一部分，人生是由喜怒哀乐所组成的，既然你无法改变这个世界，不如坦然面对，换个心态来看待这个世界。例如在小学里，无论我们再怎么努力，还是会有很多的作业做不对，但是等你到了中学再回头看时，这些问题就太简单了。再比如不少孩子会在一定的阶段出现叛逆，不听话、不愿意读书，再怎么说、再怎么打也没有用，但是过了那个阶段，可能就会突然之间变好。

时间会解决一切问题，别太纠结。

高龄产妇的焦虑点

徐常恩｜上海红房子医院妇产科副主任医师

35 周岁以后生育，在医学上就算是高龄产妇，也属于高危产妇。高龄产妇，往往会比年轻妈妈有更多的担心，临床上也往往能感受到她们的焦虑和紧张。总结起来，高龄产妇往往在以下几个方面比较担心，来询问的也最多。

怕流产

根据资料显示，高龄孕妇第一胎的自然流产率高达 20%。这里面有一部分是先天选择的结果，产妇年龄越大，染色体异常的概率就越高，如果胚胎有明显的染色体异常，绝大部分在怀孕早期会自然流产。而另一部分原因，则是因为高龄孕妇本身的心理压力较大，再加上孕期内分泌系统的变化，造成孕妇情绪紧张，也可能导致流产率的增高。

临床上会见到部分先兆流产的孕妇非常紧张，使用各种保胎药物都不能抑制宫缩，有时加上一点点镇静剂，休息好了，宫缩反而消失了。也有一些孕妇无论如何都要保胎，最后孩子生出来是先天畸形。因此，高龄的妈妈们一旦出现流产征兆，没有必要太紧张，也不需要拼命保胎。只要注意休息和营养，孕前 3 个月就开始补充叶酸，常规饮食，加强锻炼身体，放松心态，可以在一定程度上减少流产发生的概率。

怕痛、怕难产

很多高龄甚至30出头的孕妇会对医生说，我年纪大了，生起来很吃力的，我要选择剖宫产。诚然，从理论上说，高龄孕妇因为年龄的关系组织弹性下降，宫颈可能会变得坚韧，在产程中可能影响宫口扩张，而高龄产妇体力也相对下降，也可能影响产程进展，因此高龄产妇出现产程长甚至难产的概率就升高。剖宫产确实能解决一些顺产解决不了的问题，但绝不能因为怕痛而选择剖宫产。如今子宫内膜异位症和子宫腺肌症的患者大大增加，绝大部分有剖宫产史，这些患者因为怕痛而选择剖宫产，使短痛变成了长痛。建议高龄产妇应多与有愉快体验的人在一起分享经验，避免与经常述说不良分娩体验的人在一起，以免对自己的心理造成不良影响。

怕穿刺

对于高龄产妇来说，最可怕的就是生育一个有残疾的婴儿，母亲的高龄会增加婴儿有先天性缺陷和无法存活的可能性。但幸运的是，很多检查能及早发现和避免，如唐氏筛查、超声大畸形筛查、羊水穿刺以及近几年比较流行的无创DNA检测等。

考虑到高龄产妇孕育畸形儿的风险较高，而唐氏筛查本身也仅仅是估算一个风险度，因此高龄产妇再做唐氏筛查的参考价值不大，所以一般对于高龄产妇，医生会直接建议做羊水穿刺检查。

有很多女性拒绝做羊水穿刺的理由是怕痛，其实羊水穿刺时的疼痛感和平时做肌肉注射差不多；一些人是因为怕穿刺时损伤胎儿，现如今的羊水穿刺基本是在超声引导下穿刺而非盲穿，胎儿损伤率极低；还有一些人害怕羊水穿刺会导致流产，羊水穿刺的流产率大约在千分之一，而如果胎儿本身健康，和母体之间又相处融洽的话，基本不会导致流产。也有一些心理强大的准妈妈挺着不去做羊水穿刺，最后宝宝正常。因此是否去做羊水穿刺，医生只能给一个倾向性建议，最后的决定权还在孕妇，当然我们也不建议大家都像买彩票一样去做赌博。

怕并发症

高龄产妇更容易并发一些内外科并发症，如高血压、糖尿病等，不但可能影响胎儿的宫内发育，甚至有可能危及母亲的生命安全，妊娠和分娩的风险明显增加。某著名歌星第一次怀孕时已过40岁，是标准的高龄产妇，而且还合并有比较严重的糖尿病，产妇本人在积极配合医生治疗的同时，了解了自身及胎儿情况，决定顺产，并顺利产下宝宝，不久前又来医院顺产了二胎。因此，高龄产妇只要积极听从医生建议，也能顺利生个健康宝宝。

即便如此，建议女性尽量在 35 岁前生育，别错过最佳生育年龄。

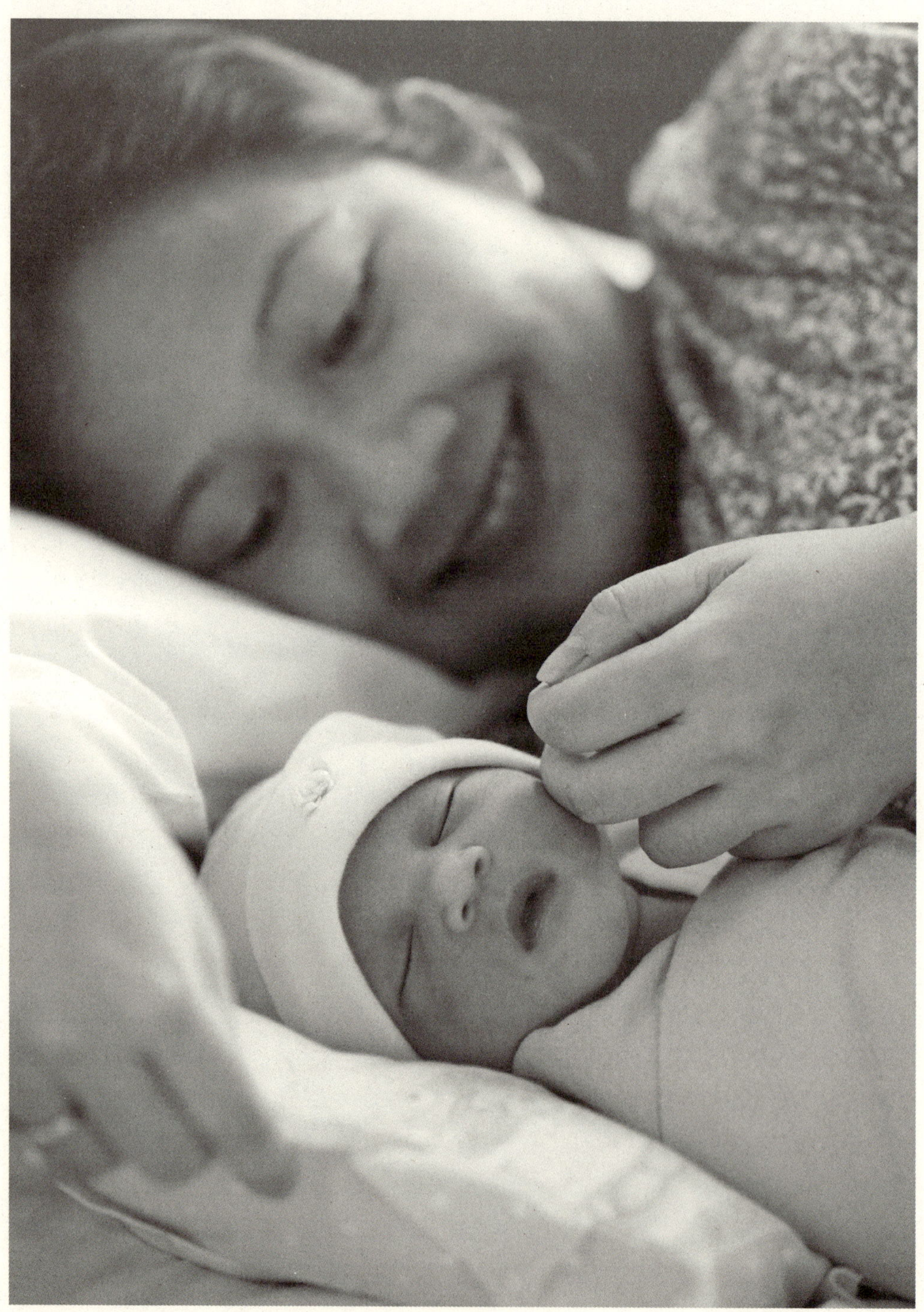

Chapter 10

生产是自然的过程

所谓瓜熟蒂落，怀胎十月，一朝分娩，女人生产其实是自然的过程。诚如北京妇产医院副院长、主任医师张为远所说：“妊娠和分娩都是正常的生理过程，但同样是很艰难的过程。艰难不是在于有多危险，而是因为生孩子是对孕妇多方面的考验，得有毅力，有耐心，还得心态好。”在生产来临之际，读读本章中几位医师的建议，将有助于准妈妈保持好的心态。

隔着肚皮也能转臀位

王欣｜北京妇产医院产科主任医师

臀位外倒转术，是一种医生徒手进行的外倒转术，是将臀位的宝宝转为头位的一种方式。年纪稍长的女性大概都知道，这种方式之前有些“销声匿迹”了，很多医院都不做了。而日前，北京妇产医院又推出了这项服务。

孕早和孕中期的胎儿是最自由散漫的，整日在宽敞的羊膜腔中游弋；而到了孕晚期，胎儿都是头朝下倒立着待在妈妈肚子里，专业中称为“头位”；但也有淘气的宝宝到了孕晚期还是头朝上，坐在妈妈肚子里，医学里称为“臀位”，臀位的发生率约为3%。在欧美国家，臀位胎儿，无论初产妇还是经产妇，都常规建议在36周胎位仍然是臀位的孕妇行外倒转术，以避免因此而需要剖宫产。

外倒转术在以前就有，并不是什么新技术，但因为中国一胎生育政策很多人不愿意冒风险，所以很多怀有臀位宝宝的孕妇多选择剖宫产。但随着近年二胎政策的实施开，近期常有因胎盘植入到医院抢救的患者，胎盘植入大多都是因为第一胎剖宫产的不良后果所造成的，为减少这种危害，妇产医院又重新开启了外倒转术这项工作。

外倒转术存在两项风险，一个是胎盘早剥，一个是胎儿窘迫，但若事先做好应对准备，问题并不大。若手术中出现风险，医生可选择紧急剖宫产，确保胎儿安全，这就等于多给了产妇一次顺产的机会，即便外倒转术不成功，也没有过多的损害。

与传统膝胸卧位法相比，外倒转术同样也存在胎盘早剥和胎儿窘迫的风险，且膝胸卧位是在家中练习，一旦发生危险不能及时送医，对产妇和胎儿都很不利，相比之下还是外倒转术更安全。造成臀位的原因有很多，如子宫畸形、脐带绕颈或脐带过短等，但像脐带绕颈、脐带过短、前置胎盘等情况并不能纳入外倒转术的选择范围。

赴美交流回来的北京妇产医院产科主治医师侯磊介绍，外倒转术在国外较为普遍，36周以上的臀位无论是初产妇还是经产妇，征得产妇同意，多会选择外倒转术，在操作上和其他手术一样，会给患者一个风险告知，成功率在70%左右。但也有4%的宝宝比较“固执”，会出现外倒转后又转回臀位的现象。

近期的一项调查显示，中国的剖宫产率达 54%，以臀位为剖宫产指征的占医学指征剖宫产的第四位。中国每年有大量的产妇因臀位行剖宫产，外倒转术不仅可显著降低首次剖宫产率，而且也避免了因瘢痕子宫而导致的二次剖宫产。

说说侧切的功与过

彭澍 | 北京协和医院妇产科主治医师

侧切，指的是分娩时，医生主动在产妇会阴部位用特殊的剪刀剪开一个口子，等分娩结束后又重新缝上的过程。

很多人不明白，为什么要做侧切。侧切的根本目的是为了人为地扩大会阴出口的面积，增加会阴出口的弹性。医学实践发现，绝大多数的产妇（特别是初产妇）分娩时或多或少都会有一些会阴的撕裂和损伤。这种自然的伤口有时候不规则，深浅不一，医生修复起来比较困难，损伤的组织要完整对合不太容易。所以，与其让会阴自然地撕开一个不规整的伤口，还不如人工地剪开一个整齐漂亮的切口，这样产后缝合起来比较方便，切口也容易长好。

除了保持会阴整齐和美观以外，侧切最重要的功能是降低母体和胎儿损伤的风险。如宝宝缺氧或早产，不能长时间在阴道里受挤压的时候；宝宝个头过大，或母亲的会阴条件不佳（会阴太紧、太短），如果直接分娩很可能造成会阴严重的撕裂或损伤时；还有一种情况就是，母亲难产或需要采用器械来帮助分娩，比如要用吸引器、产钳，那么必须给这些器械提供阴道里操作的空间时，都必须进行侧切，来减少不必要的伤害。

当然，医生经验也是一方面。只有少数新生儿确实不大、产妇会阴条件很好的才考虑不侧切。

很多准妈妈怕侧切，是怕疼。其实，侧切前一般都要麻醉，而且都是在宫缩最强烈的时候，这时候宫缩的疼痛常常让孕妇已经感觉不到侧切了。但侧切毕竟也是一种损伤，和非常表浅的自然撕裂相比，损伤还是较大的。这时候医生需要权衡是侧切损伤大还是自然撕裂损伤大。

其次，侧切伤口缝合也可能存在伤口感染、愈合不良、伤口裂开等问题。还有，侧切对会阴结构的破坏可能是若干年后盆腔脏器脱垂（比如尿失禁、子宫脱垂、阴道膨出等）的一个因素。

产妇在分娩时，可以和医生沟通侧切是否必要；确实需要侧切时也无须恐惧，应积极配合。

准爸爸如何去陪产

陆瀛豪｜复旦大学附属妇产科医院产科医师

如今，越来越多的人把分娩看作是夫妻两人必须共同携手经历的一次“旅程”。一项调查显示，很多女人希望在分娩时有丈夫在身边陪产。那么，准爸爸们在进入产房前后到底应该做些什么？究竟应该怎么做？

产前准备：晕血不宜陪产

在陪产过程中，我经常看到由于妻子承受着子宫收缩带来的疼痛，很多丈夫很心疼自己的妻子，却不知道如何安慰而出现手足无措的场景。所以建议打算陪产的准爸爸们，在陪产前一定要接受相关知识的培训。

陪产意义重大，但并非所有的准爸爸都适合陪产。记得曾经我在做导乐陪伴时，有一个准爸爸在宝宝出来啼哭的那一刻晕倒了，所幸经过医生及助产士的初步抢救，他很快就醒过来了，后来这个爸爸告诉我们说原来他晕血，所以晕倒了。

也有很多准爸爸们在看到妻子如此痛苦的状态下，产生一种害怕、恐惧的心理，在接生的那一刻他们会选择暂时地回避。因此我们对那些晕血及心理素质较差的准爸爸不建议陪产。

现在我们只对顺产的产妇进行陪伴分娩，对于剖腹产的产妇不进行陪产，因剖腹产对无菌的要求很强，不适合准爸爸陪伴。

宫缩阶段：多陪伴少说话

接下来就是真正的陪伴过程了。在子宫收缩间歇期，可鼓励准妈妈吃点高能量的东西来补充能量；可以主动搀扶着准妈妈下床小范围地活动，可减轻疼痛，利于宫口扩张；也可帮助妻子按摩腰骶部，使她们减轻疼痛，放松身体；鼓励妈妈将小便排空，有利于产程进展。

在宫缩时，准爸爸就是准妈妈坚强的依靠了。在宫缩还不规律的时候，应提醒准妈妈又慢又深地呼吸；宫缩规律而频繁后，应采取短而快的分娩呼吸法。给准妈妈表扬和鼓励，不仅可分散她们对疼痛的注意力，也可增强她们的自信心。

但准爸爸一定不要在宫缩时对准妈妈说太多的话，很多产妇对我说，宫缩疼痛的时候有人在耳边不断说话及碰触她的肚子会让她有种抵触心理，会觉得很烦，也因此很多准妈妈在这时候会埋怨准爸爸，从而导致夫妻间的矛盾。

分娩时刻：学会加油鼓励

分娩时，准爸爸应准确站位，以不妨碍医护人员行动为条件，随时告知产妇分娩的进程。产妇看不见胎儿娩出的情况，而且产妇到这一阶段多半在“声嘶力竭”地冲刺，因此鼓励性的话语必不可少：“老婆，我看到宝宝的头了，你再加油一次，我们就能听到小宝贝的哭声了！”“宝贝，使劲，加油，再来！”

由于体力的关系，很多产妇憋气的持续时间很短，我碰到过一个准爸爸，他在妈妈用力的时候，帮她数数字，看她能持续多长时间，在准爸爸的鼓励和计时中，妈妈用力的持续时间越来越长，每一次都在不断地进步和努力，最后小宝贝很快就降生了。这就是陪伴的作用所在。

分娩之后：安慰产后妻子

曾经碰到过一个准爸爸特别喜欢男孩子，当宝宝出生的那一刻，看到是个女孩的时候，他的脸真的就像拍电影一样一下子拉下来了，接下来整个观察期间一句话都没有，致使产妇在生完后一直哭哭啼啼，影响了子宫收缩，造成了产后出血。这样的情况是我们不愿意看到的。

还有一种情况就是，万一宝宝有轻微的出生缺陷，准爸爸应该如何做出反应呢？最恰当的办法是，先不要告诉虚弱的妻子，反而要鼓励她“你很厉害，宝宝很好”。

此外，有小部分丈夫陪产之后有心理障碍，不愿进行性生活。因为看到妻子痛苦分娩，产后再进行性生活时，就会联想到受孕、分娩，有些人会感到内疚、恐惧甚至不由自主地厌恶性交，从而出现心因性的勃起功能障碍。这时应及时到医院寻求帮助，以免为日后的家庭生活埋下隐患。

生孩子是自然的过程

张为远 | 北京妇产医院副院长、主任医师

门诊实例一：谨防妊娠期糖尿病

门诊现场：上午 9 点，一位孕妇面带窘色地看着桌上自己的病历本和检查单。我一看各项指标，心里就有数了。果然血糖还是没降下来。

“没听我话是吧？”我低下头从眼镜上方看着孕妇，“咋回事儿呢，觉得吃不饱吗？”

“我又饿又馋，下午偷吃点儿水果，晚上血糖就骗不了人……”孕妇一脸委屈。

“你现在是妊娠期糖尿病，属于高危妊娠，如果血糖控制不好，会影响母儿的健康，为了孩子你应该管住嘴，合理饮食，监控血糖，现在考验你的时候到了！你这还打着胰岛素呢，学学人家为了降糖‘吃糠咽菜’！”我指着诊室里另一位孕妇说。

“你是没认真对待吧，营养门诊按时去吗？饮食日记天天记吗？”我让孕妇躺上检查台，检查胎儿大小和胎音。

铿锵有力的胎音充满了整个诊室，孕妇说：“我挺认真的，但我真的太饿了，以前实在饿得受不了就吃点，现在有了孩子，我又担心血糖影响它的健康，想吃又不敢吃，实在太痛苦了。张院长，我都想说要不提前剖出来得了，省得我和孩子都受罪。”

我一手托着孕妇后背，一手平压孕妇膝盖，将孕妇扶了起来。

“妊娠和分娩都是正常的生理过程，但同样也是很艰难的过程，艰难不是在于有多

危险，而是因为生孩子是对孕妇多方面的考验，得有毅力，有耐心，还得心态好。孩子早剖出来，各项脏器功能都还不成熟，生下来就得放保温箱里，为啥不让它在你肚子里成熟了自然出来，多好！”我一改对孕妇的嗔怪态度，鼓励她说，“饮食还得继续控制，血糖一定得降下来，再控制不好就需要住院干预了。”

门诊实例二：多次剖宫产提防瘢痕妊娠

门诊现场：一位外地孕妇之前做过两次剖宫产手术，如今又再度怀孕，特意赶来找我检查，看看还能不能安全剖宫生产第三胎。

评析：两次剖宫产再孕的妇女不在少数，三次、四次甚至更多次的也有。剖宫产次数越多，子宫破裂的风险越大，瘢痕妊娠的可能性越大。

剖宫产孕妇在检查时，我会让 B 超医生重点看孕妇之前子宫切口处情况，尽早发现瘢痕妊娠，因为随着胎儿长大，容易撕裂子宫造成大出血。即使不是瘢痕妊娠，两次剖宫后，子宫弹性也会下降。这位孕妇第三次生产肯定还要剖宫产，因为孕后期子宫承受能力会越来越有限，可能会提前取出胎儿；但如果孕妇条件允许，最好等到足月。

门诊实例三：是否补充孕酮要看胚胎质量

门诊现场：一位孕妇孕酮值低，我给开了些黄体酮。而另外一个孕酮值也低的孕妇主动要求开黄体酮，我却对她说没有必要。

评析：在整个妊娠和分娩的自然生理过程中，孕酮低一些并不需要太担心，也不是所有孕酮低的孕妇都要补充黄体酮，判断标准在于胚胎是否健康。

前一个孕妇存在较严重的阴道流血症状，她一咳嗽阴道都会出几滴血，孩子相对比较危险，所以我给她预防性地补充孕酮来保胎。此外，之前有过不良孕史如胚胎停育、自然流产等的孕妇也要补充孕酮。如无不良孕史，胚胎没有任何问题，自己又是健康的孕妇，即使孕酮略低也没有必要吃药。

门诊实例四：高龄孕妇并非都要卧床保胎

门诊现场：一位怀孕 18 周的 40 岁高龄孕妇看到有一些相同年龄的孕妇很早便开始卧床保胎，担心自己是不是也需要长时间卧床。

评析：这个孕妇身体各方面状况都很不错，胎儿各项指标也都在标准范围内，所以孕妇可以不用卧床保胎。

如今高龄孕妇越来越多，而年龄并不是卧床保胎的直接原因。如果孕妇因为紧张情绪总是躺在床上反而会对消化系统不利，严重者还会导致下肢和盆腔出现静脉血栓等情况。但是如果孕妇本身就有宫颈机能不全、胎盘前置、宫缩过于频繁等类似情况，就需要进行卧床保胎，卧床多长时间等具体事项还是需要在医生的指导下进行。

门诊实例五：羊水穿刺是“金标准”，无创 DNA 是筛查

门诊现场：患者是一位 27 岁的孕妇，唐氏筛查结果显示属于高危范畴，但是又在选择做羊水穿刺还是做无创 DNA 两种检测手段中犯了难。

评析：无创 DNA 的特点是创伤微小，抽一小管静脉血就够，但只能查 21 三体综合征、18 三体综合征和 13 三体综合征。

如果你的无创 DNA 检查结果是低风险，检查到这里基本就可以了，不用再做其他检查。但如果你的检查结果并不如意，那接下来还是要做羊水穿刺的。因为羊水穿刺检查胎儿染色体核型是“金标准”，可以检查染色体的数目和一些明显的结构异常；缺点就是它具有一定的风险，是有创检测。而无创 DNA 检查虽然准确性可达 99%，但毕竟只是筛查。

总结

生孩子是女人自然的生理过程，也是对女人的考验：自律性要好，血糖高的孕妇要管住嘴；记忆力要好，月经周期、持续时间和最后一次月经时间都要记得分毫不差，医生才能准确推算预产期；心态要好，孕妇过多忧心对胎儿的发育也不利；要有耐心，有的孕妇觉得怀孕受罪，希望能早点通过剖宫产让孩子早点出来，其实妈妈的子宫才是宝宝最好的保温箱……

Chapter 11

产后科学调养恢复好

生完孩子就可以彻底解放了？就可以想吃啥就吃啥了吗？事实并非如此。宝宝的诞生其实是妈妈们新生活的开始，而产后恢复则是美好新生活的基本保障。要想产后恢复得好，首先，要重视产后复查，根据复查结果，积极地调适身心状况；其次，要学会科学地“坐月子”，科学地饮食、睡眠和哺乳；最后，产后还要注意预防各种疾病，巧妙应对各种不适症状。关于产后科学调养的这些事，本章将从以上3个方面给出具体的建议，以帮助各位妈妈们顺利渡过产后恢复期。

产后复查要重视

李莉｜武汉市中心医院产科医师

现在很多女性对孕前、孕期检查都十分重视，但往往忽视产后检查。其实，产后检查不仅能帮新妈妈及时发现身体隐患，防患于未然，对宝宝的健康同样重要。每位新妈妈都应该在产后 42 天做 1 次检查，了解子宫的恢复情况。对于在妊娠期出现高血压、高血糖的孕妇来说，产后检查就更不能忽略。

最近，我在临床上就接诊了这样一位不听话的孕妇。24 岁的小张，刚当妈妈 2 个月。孕前小张非常注意产前检查，因为患妊娠高血压综合征，孕期更是不敢掉以轻心，按医生要求勤做产检，终于顺利地生了个健康的宝宝。小张觉得一切苦难终于结束了。

但事实并非如此。小张产后经常觉得头昏、乏力，可她觉得宝宝都生了，还能有什么问题呢，就忽视了产后复查。最近头昏的次数越来越多，才到医院复查。结果检查发现小张血压仍然很高，需住院治疗。她这才后悔没听医生的话，尽早来复查。

其实像这样的新妈妈还不少，一旦平安地把宝宝生下来，就觉得万事大吉了，忽视了产后复查。殊不知，产后复查和产前检查一样，对于妈妈的恢复和宝宝的健康成长同样重要。

产后检查一般在产后 42 天进行，医生会在这个时间对新妈妈的生理和心理状态做一个全面评估，了解新妈妈产后的恢复情况，给予相应的指导。

新妈妈的产后复查主要包括以下四个方面。

一是身体一般状况检查，如体重、血压、血糖等。

二是专科检查，如恶露是否干净，子宫是否恢复到未孕前的状态，会阴伤口或腹部切口的愈合情况，宫颈裂伤的恢复或有无糜烂，盆底肌肉及韧带的恢复等。

三是母乳喂养的情况，包括母亲的乳汁是否充足，乳房是否肿胀，是否做到按需哺乳等。

四是新妈妈的心理评估，很多新妈妈产后都会觉得“压力山大”，情绪不稳定，甚至有产后抑郁的倾向。

根据产后复查结果，医生会对新妈妈原有的疾病进行治疗，如未恢复的妊娠期糖尿病、高血压；鼓励母乳喂养，指导按需哺乳；指导新妈妈开展盆底肌肉锻炼，必要时进行盆底康复治疗；对新妈妈进行心理疏导，预防和治疗产后抑郁症；指导新妈妈恢复夫妻生活，做好避孕措施。

同时，产后复查也要对宝宝的生长发育情况做初步评估，如观察宝宝面色、精神、吃奶情况，了解宝宝体重和身长的增加情况等，并对有异常情况的宝宝给予相应的喂养指导及治疗。

宝宝的诞生绝不是孕育过程的终点，而是一次“新长征”的开始。而产后复查就是这次长征的起点，所以新妈妈一定不要忽视了产后复查，它是母婴健康的重要保障。

“坐月子”不吃盐？有点过

路学军｜北京朝阳医院妇产科主任医师

只要是家里有些岁数的老人，都见不得女人“坐月子”期间还吃盐，亲自下厨必然是白水炖猪蹄、小米粥加鸡蛋，一点儿盐都不放。“吃的盐都浸到奶水里，娃娃肾娇嫩受不了，嘴会起泡，奶水也会没营养。”一位80后准妈妈在某婴儿论坛上如是说。看来，就算是新时代女性也免不了受这种以讹传讹的“老人言”的坑害。

在我接手的案例中，就有好几例因为婆婆不给吃盐而虚脱乃至昏迷的情况。这种情况被生动地称为“中国特色坐月子”。中国老百姓得捂月子，出很多汗，经常出现孕妇因为捂月子而窒息的案例。坐月子期间本来就容易出汗，再加上还不给吃盐，很容易得低钠血症昏迷。

如果缺钠，产妇就会得低血压，出现头昏眼花、恶心呕吐等症状，并且容易疲劳。为了预防缺钠，产妇应该吃一些盐来保持钠的平衡。产妇出汗多，而且要哺乳，每天应摄入定量的盐。既不能食用太多，也不能一粒不进。一般成人每日必需盐量是4.5 ~ 6克，正常摄入能补充每日必需钠量，不会给人体带来损害。但如果颗粒不进，则会出现低血压、头晕眼花、恶心、呕吐、无食欲、乏力、易疲惫等症状。

“中国特色坐月子”的误区还不止这一个，还有诸如坐月子必须要“捂”，不能吃螃蟹，产后不能洗头洗澡，不能刷牙，需静养，不能走动，必须得吃成大胖子此类无厘头的“金科玉律”。如果一味盲目相信，最后伤害的还是产妇自己的身体，学会科学“坐月子”是每个产妇的必修课。

“孕傻”其实是累出来的

胡蓉｜复旦大学附属妇产科医院副主任医师

民间常有“一孕傻三年”的说法。其实，民间所说的“孕傻”并没有科学依据。这种“傻”并非智力下降、脑功能退化，也没有真正器质性的病理性改变，更多可能是心理层面的因素，主要体现在心理因素所导致的理解力下降、注意力难以集中、记忆力减退等。

所谓的“孕傻”，主要和睡眠时间不足、生活质量下降、生活重心转移以及自我心理暗示有关。

产后妈妈要进行母乳喂养、照顾孩子的日常生活，导致睡眠质量受到严重影响。此外，需要处理的各种家庭琐事和恢复工作的焦虑情绪等，也常会让妈妈们觉得疲劳乏力、力不从心，记忆力和反应能力会因此受到影响。

有了宝宝后，妈妈将重心转到孩子身上，对孩子的注意较多，会忽略周围一些事情。有些新妈妈，对原本不上手的家务事需要独自承担面对，必然会显得笨拙和不习惯。

社会影响、风俗传播、他人暗示的强化，使得新妈妈们给自己预设了“变傻”心理暗示，一些小小的改变也就被夸大。

不管怎么样，等新妈妈适应好新的角色和习惯后，“孕傻”症状就会自然减轻和消失，所以新妈妈们其实不用担心。以下的一些建议可以借鉴。

保证充足睡眠：睡眠不足是导致“孕傻”的重要原因之一，改善睡眠有助于缓解情绪、补充体力，也会对暂时的记忆力减退有显著的改善效果。

制作任务清单或者记笔记：所谓好记性不如烂笔头，把每天要做的事情记录下来，做完了就打个钩；没做完的提醒下自己，将要做的随时记录下来，这样可以避免遗漏。

最后，家人和同事需要多去理解新妈妈，她们需要一个适应的过程，有时反应慢是很正常的，要多给予包容和关心。

产后“三病”要预防

朱芝玲｜复旦大学附属妇产科医院中西医结合科主任医师

一次生育经历让女人费尽心血。坐月子期间，许多产妇会出现手脚发颤、便秘等症状，产后这“三病”要做好预防工作。

手脚发颤——姜皮水洗澡祛风邪

多数女性生产完会出现手脚颤抖，有的晚上还会出现小腿痉挛。产妇气血丢失，出现亏虚，腠理不固。此时若风邪入侵，就容易躁动，手脚便不自主地发生痉挛。

此时可准备姜皮，加热后用姜皮水洗澡。对未坐满月子的新妈妈，可在中医师的指导下选择经典的“八珍汤”来调理身体，这道汤主要是由当归、川芎、白芍药、熟地黄、人参、白术、茯苓、炙甘草 8 种中药制成。另外，黄酒煮鸡、黑豆煲鲶鱼等，都能起到食补作用。还可适当服用一些钙片、复合维生素片。

排便困难——饭后抚肚一刻钟

产妇的腹部肌肉和盆底肌肉松弛，胃肠的蠕动变慢，加上身体较虚，导致了排便力量的减弱。

首先要做的就是调整饮食结构。在用肉食进补时，注意搭配含纤维的蔬菜和水果。常见的有芦根菜、芝麻糊、核桃等，这些食物都可促进排便通畅。

饭后还可轻轻按揉肚脐周围，每天坚持一刻钟，有助胃肠蠕动，促进排便。日常也要多补充水分，可养成清晨起床喝一杯蜂蜜水的习惯。

郁郁寡欢——饭后来杯合欢茶

生产让女性气血虚弱，身体无力，还要照顾一个新生命。各种小麻烦更让其受挫，因而有些人会郁郁寡欢。家人在产褥期不要和产妇争吵，应给予同情、爱护和谅解。

饭后可以试试帮助舒畅气息的合欢茶。这款茶饮味道清新，口味酸甜。一些肠胃好的人，还可加入几颗山楂，有助于开郁气而不伤正气。

产后风湿和碰凉水无关

张江林｜中国人民解放军总医院风湿科主任医师
梁东风｜中国人民解放军总医院风湿科副主任医师

常有一些女性在产后出现周身疼痛，包括关节、肌肉等，而且遇凉、遇风之后疼痛加重，并常有风往关节或骨头里面钻的感觉，因此特别怕凉、怕风。传统观念认为，这是产妇坐月子期间受风所致，其实，真正的致病因并非如此。

作为工作多年的现代医学风湿专业医生，我在临床中所见的产后风湿几乎都伴有抑郁、焦虑的因素。现代医学的流行病学研究也证实了女性产后各种疼痛症状的发生与产褥期不遵守关门窗、不碰凉水等传统习俗无关，而与患者的心理因素有关。

这些心理因素包括哺育婴儿负担过重、产后生活方式变化过大、产后神经和内分泌系统变化。对于某些患者来讲，产后不小心有吹风、碰凉水等相关经历，往往成为其抑郁、焦虑情绪形成的最常见心理诱因。

临床上就碰到过这么一位年轻女性，产后一个月碰了凉水，随后关节痛，有凉风向骨关节里钻的感觉，四肢疼痛，以为是产后碰凉水导致的风湿，害怕病情加重，一直焦虑烦躁，但风湿因子等各项检查正常。我们就对她的情况进行分析研究，发现主要原因其实是产后心情不畅。由于产后是由婆婆照顾，双方习惯差异很大，尽管对婆婆很多方面都不满意，又不好多说，只好常常独自哭泣、整夜不眠。但经医学心理科会诊，给予抗抑郁药物治疗，1 个月后症状完全消失，让人欣喜。

因此，女性产后应摒弃传统坐月子方式，提倡科学地坐月子，即产褥期注意休息、保持个人卫生和适当补充营养，坐月子期间用凉水洗手洗脸、窗户适当打开让空气流通等都不会导致风湿。

产后盆腔疼痛是怎么回事

葛环｜江苏省妇幼保健院妇女保健科主任医师

产后会阴、阴道一直疼痛，跑了多家医院检查、治疗，效果都不好，这是由于分娩过程中产程较长引起的“肛提肌综合征”（慢性盆腔疼痛的一种类型）。

慢性盆腔疼痛是指持续大于 6 个月的非周期性疼痛，疼痛位于盆腔、脐或以下的前腹壁、腰骶部或臀部。患者多是育龄期妇女，发病率高达 15%，很多人都伴有生理功能障碍（如性功能）和精神症状，诊断困难，治疗也很棘手。近年来，由于发病率的上升，慢性盆腔疼痛已成为一个社会公共健康问题。

“这个疾病很能迷惑人”葛主任介绍，临床医生更多关注慢性盆腔疼痛中的内脏性疼痛，如子宫内膜异位症、慢性盆腔炎、盆腔粘连、子宫肌瘤、盆腔淤血综合征以及子宫腺肌症等妇科疾病，而常常忽视躯体性疼痛，使病情得不到及时有效的治疗。

临床上，医生会给患者镇痛、松弛肌肉的治疗方案，痉挛的肛提肌会慢慢松弛，疼痛也会逐渐消失。以往多选用药物治疗，严重者手术治疗。但是不少患者会因药物的副作用而停药，停药后症状又会复发。

慢性盆腔疼痛手术治疗因费用较高、手术风险性较大，临床应用较少。因此，一定要遵医嘱按时服药和复诊。

产后骨盆疼痛是怎么了

乐盛麟｜广东省妇幼保健院外科主任医师

有些女性在生完孩子后会出现骨盆疼痛，一般来说，骨盆疼痛会在产后慢慢减轻直至消失；但如果在分娩后，骨盆疼痛不但并未减缓反而加重，则应该提高警惕，尽快到医院请专业的医生进行诊治，因为这种疼痛很可能是由耻骨联合分离症所致。

女性在怀孕时，尤其是在分娩前，随着胎头慢慢下降进入骨盆，卵巢会分泌出一种叫“松弛素”的物质，使得骶髂关节、耻骨联合软骨及韧带变得松弛，耻骨联合及两侧骶髂关节出现轻度分离，从而使得骨盆出现暂时性的扩大，以利于宝宝的顺利娩出。待分娩后，随着这种“松弛素”的分泌慢慢恢复正常，之前松弛的韧带也就慢慢恢复正常。

但如果在分娩的过程中，出现胎儿过大、产程过长、急产、难产、产时用力不当或姿势不正确等情况，都有可能导致耻骨联合过度分离；或者由于产后腰部过于劳累、受寒等因素，引起耻骨联合韧带的损伤，致使骶髂关节发生细微错位，耻骨联合面在产后仍不能恢复到正常位置而形成产后耻骨联合分离症。其症状表现为耻骨联合上方有局限性明显固定压痛，在翻身、躯体活动时加剧，严重的可出现下肢抬举困难，甚至会出现行走困难。

避免耻骨联合分离症，关键是做好预防。首先，孕妇孕期要科学合理地安排膳食，以免因营养过剩使得胎儿过大而加重耻骨联合的分离。平时要注意适当的锻炼，以增强肌肉韧带的张力，但要避免腰、臀部的大幅度运动及其他剧烈运动。其次，在生产过程中，要保持正确的姿势，积极配合助产士正确用力，避免用力过猛；对于一些巨大儿、产程长等可导致难产的因素，建议行剖宫产，以避免加重耻骨联合的分离。一旦确诊为耻骨联合分离症时，可采用手法复位加骨盆带固定的方法进行纠正。

巧妙应对剖宫产瘢痕

林惠芳｜健康时报驻广东省妇幼保健院特约记者

剖宫产留下的瘢痕常常是女性难以忍受的，但有的恢复较好，有的却未能长好。

广东省妇幼保健院美容科主任医师胡葵葵解释，在经过手术、外伤等对皮肤的损伤后，皮肤组织会启动修复机制以促进其愈合。通常，刚开始的瘢痕都会有红、肿、痛、痒等反应，3 ~ 6 个月之后，瘢痕慢慢变平，颜色也慢慢变淡，最后，瘢痕就会变得越来越不明显。

但是，也有一些人的瘢痕却久久都不见消退，有些甚至反而更红、更明显了，这一方面与当时伤口所受力量有关，张力越大，损伤越大；一方面还跟个人的体质有关。对于一些瘢痕体质，或者有营养不良、贫血、糖尿病等不利于伤口愈合的人来说，她们日后伤口也会长得比普通人稍微差一点。

女性术后，要保持伤口的清洁，避免感染。术后切勿急着做一些剧烈活动，避免身体过度地伸展或侧屈，睡觉时也要尽量采取侧卧微屈的体位，以减少腹壁的张力。对于有严重贫血的女性来说，同时还要积极纠正贫血。

当瘢痕开始增生时，会出现痛痒感，特别是在大量出汗时，千万不要用手去抓它，也不要用水去烫洗。如果实在是痛痒得难以忍受时，可以在医生的指导下涂抹一些外用的药物。结痂后，也不要过早地去揭它。

若希望通过整形美容的方式祛除瘢痕，最好在半年以后进行。这是由于术后半年内形成的瘢痕尚处于不稳定期，应该先通过一些保守的方式使得瘢痕尽量少长甚至不长，保守的方式包括激光、弹力压迫、外用或局部注射药物等。瘢痕在半年至一年成熟后仍没长好，可以采用整形美容手术的方式来祛除瘢痕，这也是目前治疗这类增生性瘢痕最有效的方法。

剖宫产后常痛经要当心

罗喜平｜广东妇幼保健院妇科主任医师

子宫体由内向外可以分为三层，分别为内膜层、肌层和浆膜层。在正常情况下，这三层组织各居其位、各履其职。但是，当内膜层成为不速之客，入侵到子宫肌层内的时候，便形成了子宫腺肌症。

一般认为，多次妊娠和分娩时，子宫壁可能受到一定创伤，内膜层就趁机侵入到子宫肌层里。所以，多次人流、多次生产都有可能诱发子宫腺肌症。特别是剖宫产，子宫切口在缝合的过程中更有可能把内膜层带到肌层中而形成腺肌症。由于此病与高雌激素刺激有关，因此，有月经来潮的女性在高水平激素的刺激下，症状可能会越来越重。剖宫产后常痛经要提高警惕。

子宫腺肌症的治疗可根据患者的症状、年龄、生育意愿等做出选择。如症状较轻，通过服用止痛药、避孕药等可缓解病情。如严重的话，酌情进行手术治疗。

产后的那些难言之隐

周传德｜中医学科学院整形外科医院副主任医师

李女士是我的一个患者，才 35 岁，第一次来看我的门诊就直接说："周医生，可能是顺产的原因，我的阴道早就松了，性生活一直是'尽义务、交功课'的状态。如果仅仅是这样也就罢了，但是，半年前我发现自己得了阴道炎，各种问题也出现了……"

这是我接诊的阴道松弛患者的常见情况，非常可惜的是，很多患者都是等到因为阴道松弛引发了各种妇科疾病后，才来找整形外科医生做阴道紧缩手术。

造成患者不就诊的原因，其一是受到传统观念的影响，认为生过孩子的人都这样；其二是不好意思对外说，“将就着过”是一种很常见的现象。事实上，很多已经有严重子宫脱垂的老人家，不知道自己有阴道松弛的问题，到子宫脱垂出来了，才知道自己早就患了盆底功能障碍疾病。其实这些人基本上在产后就有性生活不满意、劳累后会阴部坠胀以及反复阴道感染等症状。

女性阴道的松紧程度，与年龄和生育与否有很大关系。年轻女子的阴道都比较紧，富有弹性；而中年以后阴道壁逐渐变得松弛。自然分娩后，女性的阴道由于被胎儿挤压，阴道明显扩张而肌肉弹性会有所减弱，从而导致阴道松弛。其松弛的程度视不同体质、不同年龄而有所不同。一般来说，有过流产和多次分娩史，或是分娩时产程延长，因胎儿过大而导致盆底组织损伤的女性，自然分娩后阴道会变得特别松弛。

阴道松弛除了导致性生活时双方快感减弱甚至消失外，还为妇科疾病大开方便之门，因为阴道松弛还会导致阴道自净能力降低或丧失，阴道皱褶里长年累月地残留病菌、毒素、死皮细胞、排不净的经血，下阴瘙痒、白带异味、变黄、腥臭，易感染各种妇科疾病。若产时未及时处理，会留下陈旧性裂伤病痛。随着年龄的增长，女性的阴道会越来越松弛，严重者还将导致大小便失禁、子宫脱垂等后果。

阴道松弛可预防，关键在于你及早进行锻炼。数据表明，产后及早做科学的有助于缩阴的凯格尔运动，可加强盆底肌肉的力量。研究发现，锻炼一段时间后，阴道弹性能恢复到产前的 80% 以上。但如果阴道松弛已经有一段时间了，凯格尔运动虽有一定帮助，效果不理想，此时可配合手术治疗，这项手术叫阴道紧缩术。

阴道紧缩术主要是针对女性生理变化，为提高夫妻性生活质量及治疗尿道、膀胱及直肠膨出而设计的一种妇科整形手术。通过手术修复损伤和松弛的肌肉和筋膜，使阴道弹性增强，松紧度变得合适，解除了患者心理上和生理上的痛苦，同时有利于预防和治疗因盆底组织松弛而导致的子宫脱垂及阴道前后壁膨出等疾患。

产后松弛多为暂时的

周传德｜中国医学科学院整形外科医院副主任医师

女人的性器官直观反映着年龄的衰老。不当接生带来的会阴撕裂，经常摩擦等引起的阴唇松弛下垂……一览无余地展示着衰老的进程。很多人关注面部保养、美容，寄希望于容颜精致不老，实际上“里子”比面子显老得多，并直接影响生活质量。

阴道紧缩术在不切除任何阴道组织、不损伤邻近其他器官的情况下收紧阴道，增强相关肌肉张力和紧张度，加强阴道的“紧握”力，使之在兴奋时收缩更加有力，提升性生活快感，重新找回美妙的感觉。临床结果显示，术后肛缩有力，阴道收缩能力、阴道壁张力增强，性生活质量明显提高。

很多女性为了自己的性生活质量，已经开始选择阴道紧缩术，有的女性会想，那我在产后直接做阴道紧缩术可以吗？其实，我并不建议这个时候进行。

产后松弛大多能恢复

自然分娩的女性，因胎儿从阴道产出，阴道被极大地扩张，会出现分娩后松弛的现象，但多数是暂时的，部分女性可能恢复得较差，导致永久性松弛的发生。出现阴道松弛的情况，可以到专业医院就诊检查，确定实际情况后再选择进行阴道紧缩术。

产后 3 个月再进行手术

妇女从受孕到分娩，身体各器官都有很大变化，产后要经过一段时间才能恢复。尤其是生殖系统变化最大，而且分娩过程中多有或轻或重的损伤，因而更需较长的恢复时间。过早进行阴道紧缩术好比雪上加霜，那边还没恢复好，这边又造成阴道损伤，会引发阴道感染、产生炎症等。且阴道本身有一定修复功能，产后多做阴道括约肌锻炼，阴道出现的扩张现象会在产后 3 个月得到一定的修复。等阴道恢复稳定后再进行阴道紧缩术效果更好。

阴道哑铃练盆底力量

白文佩｜首都医科大学附属北京世纪坛医院妇产科主任医师
梅苏珍｜北大医院妇科内分泌科主任医师

门诊中，有些五十多岁的女性已经开始出现漏尿的症状，有些刚生完孩子的女性出现性生活不和谐，其实，这些都是盆底肌肉松弛惹的事，锻炼盆底力量，可以试试阴道哑铃训练法。

作为妇科医生，我越来越深刻地意识到，盆底肌肉对女性的健康多么重要。盆底肌肉像一张吊网，网罗着尿道、膀胱、阴道、子宫、直肠等脏器，如果盆底肌肉没有力量，那就会出现大小便失禁、子宫脱垂等问题。

而女性的盆底肌肉又很脆弱，会因为产后盆底肌肉扩张而失去弹力，也可能因为更年期雌激素显著降低而使盆底肌肉减弱，因此，我们提倡，女性应从产后就开始盆底肌肉的训练，越早开始训练越受益。而盆底肌肉的训练，推荐使用阴道哑铃。

阴道哑铃，顾名思义就是阴道用的哑铃。像我们平日训练肌肉的哑铃一样，阴道哑铃主要训练的就是我们的盆底肌肉。

阴道哑铃重量不同，从 20 克到 65 克都有。建议先从最轻的开始练习。使用前先用洗手液清洗哑铃，晾干备用；采取仰卧位；选用 20 克重量的哑铃外涂润滑膏将其送入阴道；深度为一指长度，收缩阴道肌肉，感到哑铃上升后，站立开始进行锻炼，收缩盆底肌肉，使其在阴道中持续 10 ~ 20 分钟，避免其脱落即可。当感觉阴道肌肉能够控制哑铃时，可逐渐增加哑铃重量。还可通过一些活动过程，如上楼梯、搬重物、咳嗽等进行练习。我曾回访过一些使用者，有一位女性经过训练，即便跳绳时阴道哑铃也不会脱落，盆底肌力得到很大提升，曾经漏尿的问题，也有了很大缓解。

40 岁以上或产后恶露干净后每天或隔日练习一次，每次 10 ~ 20 分钟，应坚持练习。

生活小提示

这些行为伤害盆底肌

现在一些行为，对于盆底肌力损伤很大，如喝咖啡、熬夜、久坐、坐便，女性朋友尽量要避免，特别是坐便。坐便的时候，有些人因个子矮，双脚不能着地，脚也使不上劲，这样就会给盆底带来很大的压力，也会诱发便秘等问题。采用坐便时，最好给脚下垫个小凳子，脚踩在凳子上，缓解盆底压力，对盆底肌力有好处。

大多数产妇无须催乳

樊英怡｜北京中医药大学第三医院乳腺科主治医师

随着母乳喂养回归主流，“催乳师”这一新兴职业也应运而生。不少新手妈妈明明涨奶却下不了奶，宝宝饿得直哭，都纷纷打听哪里有好的催乳师。

事实上，绝大多数产妇不需要所谓的催乳。女性如果掌握正确的哺乳知识，从孕期就可以经常按摩乳房，产后不要急于喝下奶汤，应该让宝宝多吸吮乳头，淤积的乳汁通畅后，奶水就源源不断了。如果少数产妇实在肿胀难受，或有乳头凹陷等问题，应及时向专业医师求助，而不是请人胡乱按摩，埋下健康隐患。

在北京中医药大学第三医院乳腺科门诊中，很多患者的症状都是因为市面上一些不正规的催乳人员乱按导致的。这些催乳人员没有学历门槛也没有医学背景，很多人都是只会一些“江湖手法”。即使有些机构推出催乳师培训班，也只需上几天的理论课即可结业。所谓“高级催乳师证书”也只是岗位培训证书。结果，产妇本来只是乳胀、乳痛，被催乳人员卖力按揉后，不仅症状不会减轻，还可能耽误最佳治疗时间。

其实，接受正规的按揉可以帮助产奶，特别是中医对这些问题更为擅长。对于早期仅是乳汁淤积的患者，采用揉散法按摩排乳，即可使乳汁顺畅排出。如果乳房出现肿块，发红发热，甚至恶寒发热，在使用手法排乳的同时，也需要服用一些清热解毒、消肿散淤的中药，并配合外敷使用。

Chapter 12

坦然度过更年期，优雅地慢慢变老

更年期是女性从生育期过渡到老年期的必经阶段。女人在更年期之后的生命约占整个生命的1/3，安稳地度过更年期，是开启中老年幸福生活的关键。女人在更年期这个阶段，随着身体机能以及体内雌激素的下降，自然会出现一些不适的症状。面临更年期的不适，女人要学会进行身心两方面的调适，保养好身体的同时，还要调整好心态。想要坦然度过更年期，到底该如何养生，怎么用药，怎样进行饮食调理，妇科医生最有发言权，她们的经历值得学习借鉴，她们的建议也值得认真实践。

妇科专家会诊更年期综合征

皮肤变差、脾气变暴躁、心情也糟糕，这些更年期的代名词让很多女性听来心生胆怯。

更年期大多从月经紊乱开始，到绝经 1 年后结束，这就像一个里程碑，宣示着青春的告别，预示着中老年的到来。跨越这个里程碑，有人坦然，有人焦虑，有人暴躁，但没人能逃脱掉。对于人生这一必经阶段，到底该怎样安然度过，妇科医生最有发言权，她们的经历也颇值得学习借鉴。

自查：据临床统计，更年期综合征症状涉及方方面面

大部分更年期综合征的患者首先表现为月经异常，月经量变少或变多，周期提前或延长；75% 以上女性出现潮热汗出，发作时多伴有呼吸加速，心悸、焦虑、烦躁不安等症状。有的人性格比较内向，会有一些不想活的念头。大部分女性还会出现睡眠障碍，早醒，入睡困难，或者多梦，睡了不解乏。这一个时段冠心病发病率增加，高血压、血脂异常、肥胖症、糖尿病、骨质疏松，伴随绝经的到来也会找上“门”来；部分女性爬楼梯、爬山困难，膝关节不能自如屈伸。

自治：更年期女性若烦躁不安，可尝试以下心理放松法

静思法：时常心理暗示自己，“不骄不躁，一切都会好起来的”。

想象法：想象自己在蓝天白云间，放松身心。

任务分解法：有的人工作压力大，事情多，实际上可以把远期目标、近期目标分出来，各个击破。

发泄法：如果你有一些情绪方面的问题，可以找一个倾诉对象，说出来或者哭出来。

还可培养个人的爱好，尤其退休的女性，可以写字、画画、参加老年合唱队、养个宠物等，通过这些方法进行调理，若仍然改善不了就到医院看医生。

自省：尽管更年期不易，但提醒女性不要总拿更年期说事

一位女士介绍，她的确感觉到更年期生理上的变化，有时一下子出汗，晚上睡觉有时一下子惊醒、心悸，有时一下子想发无明火，但当她感觉血往上涌时，她会把身子转过去，话再咽回去，做事、说话一下子就会好很多。还有一位女士，在家休息整整一年，就是感觉心脏不好，感觉自己要死了，家里人每天都小心翼翼、如履薄冰地过日子。前者能控制情绪，正确看待年龄变化。而后者却想通过这样一个方式，让家人继续关注她，这无疑会对家庭造成很大的伤害。

急躁不安：我因了解，所以平和

王必勤｜北京东直门医院妇科主任医师

潮热出汗易感冒、夜间盗汗难睡眠、说话时突然脸红心跳，这些令人不解的症状让患者很焦虑，我经常对她们说，别着急，其实我也处在更年期阶段。也许是因为对更年期有了解，所以对于更年期的到来，我不像一般患者那样紧张焦虑。

更年期是步入老年的标识，是身体运行了这么多年一个必然的结果。我觉得这个阶段，最重要的就是心态，要学会释放压力。我会在自己繁忙一个阶段后，让自己出去旅游、放松，让自己在这个行程中放空自己。日常生活中，也喜欢通过煲汤调养身体。黄芪当归鸡汤，山药枸杞红枣汤、冬瓜老鸭汤，都适合更年期女性食用，滋阴补肾。同时，不论有无症状，骨质疏松风险都在增加，需要开始补钙，不宜延误。

喜怒无常：我喝甘麦红枣粥

王超凡｜河南中医学院一附院整形外科主任医师

门诊上，我见过很多女人因为更年期带来的身心不适，而坐在我面前轻声抽泣，诉说委屈。

更年期的女人会“无故悲伤欲哭，哭笑无常”。这里，我向大家推荐一个我用来调理更年期综合征的食疗方——甘麦红枣粥。大麦、粳米各 50 克，红枣 10 枚、甘草 15 克。先煮甘草，去渣后再加入粳米、大麦以及红枣一同煮成粥，每日两次，空腹喝，还可根据自己的口味加一些白糖调味。

我母亲更年期就属于症状严重的那种，当时她整天都像跟人吵架似的，搞得家人都不愿跟她接近。后来我就让她熬这道药粥喝，一段时间过后，她自己都说情绪好多了，唠叨的毛病也能克制住了。后来我母亲喜欢上了喝粥，慢慢地她就这样平稳地度过了更年期。

症状百出：食药联调，修心健身

黄玉华｜北京中医院妇科副主任医师

更年期是女性的一个敏感话题，不愿意面对又人人必须面对。怎样让更年期的症状来得慢些，来得少些，来得轻些？这是经常被问及的问题。其实更年期症状是一个积累过程，及早对身体进行养护，对缓解或减轻症状是有帮助的。那怎么养呢？俗话说，女人是水做的，到了更年期这个阶段，身体是处于“缺水”状态，这时要尽量避免对“水”的消耗，如不过用温补食物或药物，不食辛辣不熬夜，不做过于剧烈尤其是大汗淋漓的运动，同时保持积极乐观平和的心态对待自己和生活等。若症状明显影响日常生活，可通过中医药进行辨证施治或选择激素替代疗法，但一定要在医生指导下使用。

读者问答

问：为什么有的人更年期可以平稳，而有的人症状却那么明显？

安徽省中医院干部内分泌科副主任医师刘怀珍：这与家庭环境、个人性格、身体状况等多方面因素相关。临床统计，大概有 1/3 的妇女，到了更年期也不用吃药，基本上就是自我注意，好好调整自己，就可以平稳顺利地度过更年期。特别严重的，身体很不舒服，影响日常工作、生活的，只占 15% 左右，这部分人需要通过医生的帮助来度过这段时光。当出现严重的身体疾病时，必须就医。

问：更年期症状，到底该采取中医治疗还是西医治疗？

北京东直门医院妇科主任医师王必勤：更年期症状主要是由于雌激素缺乏所致。现代医学针对更年期，主要是采取缺什么补什么的原则，进行雌激素的补充。但对于外来雌激素的补充，需严密监测，并有一部分人群因自身原因不能补充激素。中医治疗更年期则主要从补肾这一原则进行施治。根据临床经验，一般患者进行中医药调理，1 个月左右症状能得到缓解，有些患者需要的时间更长，停药后症状也能有所减轻，得到控制。

问：面对更年期症状，家属能做些什么？

北京中医院妇科副主任医师黄玉华：更年期症状很多，如头痛头晕，心慌气短，尿频尿急，情绪不稳定等等不一而足。作为家属，不能因为她是更年期，所有的不适都归属更年期症状，这个年龄段也是很多疾病的高发期，所以常规的体检和必要的就诊是不能忽略的。其次，家属的理解和关爱也至关重要，对缓解更年期症状有着药物不可替代的作用。

为什么更年期会提前

龚莉莉｜复旦大学附属妇产科医院主治医师

更年期综合征症状有哪些呢？首先，月经紊乱可表现为间歇性停经，月经周期不规则，月经突然停止，以后不再来潮。其次，潮热是血管舒缩不稳定的表现，是围绝经期最典型、最突出的症状，活动后、进食后或穿衣盖被过多等应激刺激容易诱发。还有，精神过敏，情绪不稳定，如忧虑、抑郁、易激动和失眠。其他症状如泌尿生殖道症状、心悸、骨关节疼痛等。

遇到以上这些症状的女同胞们就应该到医院去就诊，一般医生会给您进行内分泌生殖激素的检查，如果您体内的激素也符合围绝经期激素的范围，那么您就被戴上了“更年期”的帽子了。如果您的年龄不到 40 岁，医生会给您另外一个诊断——卵巢早衰。

很多人会问，为什么我的更年期会提前呢？影响绝经年龄的因素有很多，一部分是医源性因素，几乎任何盆腔手术都可能通过影响卵巢血供或引起局部炎症而损伤卵巢。比如卵巢囊肿手术，如果卵巢囊肿较大，术后残留正常卵巢组织少或损伤较大都会影响卵巢功能。再比如妇科恶性肿瘤术后放疗和化疗，化疗药物本身对卵巢就有毒性作用。

还有一部分是环境损伤。如吸烟，主动吸烟和被动吸烟都能改变卵巢功能，据报道，吸烟者的绝经年龄提前 1 ～ 2 年；吸烟越多，生育功能下降越明显。环境污染，如使用大量的杀虫剂，以及镉、砷、汞等环境毒物导致卵泡受到破坏。

如果幼年患流行性腮腺炎、水痘、巨细胞病毒、风疹感染，由细菌或结核引起的盆腔慢性炎症等，或长期情绪障碍如焦虑、忧伤、恐惧等负面情绪，长期饮食失调、睡眠不足，都会诱发早更的出现。当然，遗传性因素和免疫性因素也是原因之一。

更年期门诊该早看

金鸿雁｜北京大学第一医院妇科副主任医师

来更年期一日门诊做这些检查：基础检查，包括更年期妇科检查、更年期微生态、TCT、HPV、骨密度、盆底肌、等速运动测定及训练、妇科 B 超、乳腺 B 超、甲状腺 B 超；血液检查，包括血糖、血脂、甲功五项、糖化血红蛋白、更年期性激素六项。

据世界卫生组织估计，到 2030 年，全世界围绝经期妇女的数量将达 12 亿。随着全球人口平均寿命的增长，女性会有约 30 年的时间是在绝经后度过的。

没有了雌激素保护，妇科肿瘤、骨质疏松等疾病来势汹汹，而只有 14% ~ 15% 的围绝经期女性会去医院里做更年期的相关咨询、寻求医生帮助。其实，如果在围绝经期做好准备，女人的老年生活就能过得健康、从容得多。

骨质疏松：激素替代早干预

脊椎骨丢失一般在 40 ~ 50 岁开始，四肢骨的丢失大约晚 10 年，即从 50 ~ 60 岁开始。骨量随着年龄在不断减少，而雌激素水平骤降的更年期女性，体内维生素 D 的活性降低，肠道对钙的吸收也少了，骨吸收、骨消溶也大大高于骨重建，发生骨质疏松的风险也提高了。

根据每个患者的病史、雌激素水平，我们会给没有禁忌证的人使用包含雌激素的激素替代治疗，以及补充钙质和维生素 D。雌激素可以抑制骨转换，阻止骨丢失，如果不补充雌激素，单纯补钙的效果并不理想。而骨质疏松对老年女性来说，不光意味着骨折，还会由于骨骼变形，妨碍心脏、胃肠等内脏器官的活动。

因此，围绝经期女性一旦出现脚后跟疼、膝盖疼、腰酸背痛等不起眼的小病小痛，就要警惕是骨质疏松的前兆。尤其是有骨质疏松家族史、体力活动少、钙摄入不足的女性，更要早注意、早干预。

妇科肿瘤：及时阻截早排查

不少更年期女性感到身体不舒服，去医院一看，医生让做的检查很多，一排队就要一上午，不少人就犯嘀咕："怎么做这么多检查？都是查什么的？"还有的人嫌麻烦，干脆不做了。其实，更年期门诊专门为患者制定了详细的检查项目，从血糖血脂到骨密度再到妇科 B 超，可以说是更年期一道必要的"安检"，妇科肿瘤就是更年期门诊经常阻截的一类疾病。

更年期是女性恶性病变开始逐渐增多的敏感时期，子宫内膜癌、卵巢癌等疾病会随年龄增大而增多。女性在围绝经期，激素水平处于动态变化中，此时进行妇科检查能排除一些早期肿瘤，很多宫颈癌、子宫内膜癌和卵巢癌的患者都是在更年期门诊体检时发现的。

而很多妇科肿瘤很难判断良恶，一旦查出，需尽快手术，做病理检查。更年期门诊中已经排查出了不少甲状腺癌、子宫内膜癌的患者，我们会及时分诊，指导患者找到合适的科室和医生，及时治疗。

专家释疑

得了妇科肿瘤的女性，能使用雌激素替代治疗吗？

金鸿雁：不是所有的肿瘤患者都能接受雌激素替代治疗，有子宫内膜癌病史的患者就不行，但是宫颈癌的患者就没问题。也就是说，有雌激素、孕激素依赖性肿瘤的人，她在选择激素替代治疗时就是禁忌的，不能用的，应选择非激素药物来缓解更年期的症状，比如自主神经调节的药物。

年轻时就月经不调的女性，更年期会来得更早吗？

金鸿雁：月经失调的患者如果是功能性的，应该与更年期的早晚没有直接关系；如果是由于卵巢早衰导致闭经的就不一样，有的卵巢早衰的女性，20 来岁就不来月经了，这些人最需要的就是做激素替代治疗，卵巢早衰是绝对适应证。

一般来说，年轻的卵巢早衰患者如果没有禁忌证出现，要一直使用激素替代治疗，且需要维持到平均绝经年龄，大概 55 岁。这种患者是激素替代治疗获益最大的人群。

更年期女性易发胖

左小霞｜解放军第 309 医院营养科主任医师

更年期的女性往往觉得自己吃得并不怎么多，但实际上，她们的神经调节中枢功能已有所减退，吃得少可能只是个错觉。所以，女性进入更年期之后，饮食应尽量选择少食多餐，并且每天固定量，这样可以相对科学地做到控制食量与体重。

年轻的时候并不胖，结果到了更年期，体重却收不住了。明明吃得不多，肚子却越来越鼓。到底是什么造成了更年期肥胖呢？

更年期女性是非常容易发胖的人群。女性进入更年期以后，腺体功能逐渐减退，雌激素急剧减少，代谢功能也会降低，同时由于活动量减少，基础代谢量降低，也就容易导致体内蛋白质、脂肪的累积增多而引起肥胖。

此外，《美国医学会》期刊曾发表一项临床试验研究报告，研究显示，对更年期女性来说，尤其是肥胖女性，如果她们每周进行 5 个小时的运动，就能明显减少总脂肪含量。不过，更年期体力下降，运动时间不宜太长，应选择快走、游泳、跳舞等适宜强度的方式，避免运动伤害。

除此之外的致胖因素还有很多，比如压力过大的情况下，人的内分泌会发生紊乱，也会出现体重骤增的情况；患下丘脑病变、垂体病变、甲状腺功能减退、性腺功能减退症时，也可能会引起继发性肥胖。

更年期的养生重点

郎雁｜湖北省妇幼保健院妇科主任医师

女人一般 45 ~ 55 岁进入更年期。更年期不是衰老的标志，而是科学保健的开始。除了饮食、运动、调整心态外，还要关注以下几个方面。

防外生殖器感染：更年期泌尿生殖道处于萎缩状态，抗感染能力弱，所以更要注意保持外生殖器的清洁，预防泌尿道感染和阴道炎的发生。如果出现了生殖系统方面的不适，要及时就医。

注意阴道异常出血：重视绝经前的月经失调和绝经后的阴道流血，此时期是肿瘤好发年龄段，出现这类情况，应及时到医院检查，排除器质性病变。

注意避孕：停经 12 个月以上是明确绝经的标准，这种情况下才可以不避孕。如果没有明确绝经，可能会偶尔出现卵巢排卵，就有可能受孕，此时受孕不仅会增加人流的危险，还可能引发其他一些疾病，如葡萄胎。

多做提肛肌锻炼：更年期女性雌激素减少，体内支撑组织比较松弛，容易出现子宫脱垂、尿失禁等情况，做提肛肌锻炼能有效改善。每天做 3 次提肛练习，每次 15 分钟。

更年期的四项排查

夏建红｜广东省妇幼保健院妇女保健科主任

查骨质疏松

疼痛常见于胸部和腰背部，并伴有关节酸痛、四肢酸麻、两膝酸软无力等症状。步入中年的女性，已是骨质疏松症的高危人群，绝经后的女性更应高度警惕。平时应重视饮食营养及补充钙剂，加强运动，防跌倒，经常晒太阳，不吸烟、不过多饮酒、不喝咖啡，定期监测骨密度。如果有骨质疏松，要在医生的指导下进行药物治疗。

查盆底

一项调查数据显示，更年期妇女盆底功能障碍的发生率可达 50% ~ 80%，严重影响了中老年女性的生活质量。而及时进行盆底功能评估，在医生的指导下进行规范的训练和康复治疗，70% ~ 80% 患者的盆底功能是可以明显改善和恢复的；一些严重的情况，也可通过手术恢复功能。有上述症状的更年期女性，及早就诊评估是改善生活质量的关键。

查肿瘤

宫颈癌、乳腺癌、子宫内膜癌和卵巢癌是更年期好发的几种常见的妇科恶性肿瘤。进入更年期的女性至少每 1 ~ 2 年做 1 次全面的体检。对于宫颈癌的筛查，40 岁以上的妇女最好每年做 1 次宫颈细胞学检查和宫颈癌病毒学检查；对于乳腺癌筛查，40 岁以上的妇女应每年进行 1 次乳腺超声检查，并每 2 年进行 1 次乳腺钼靶 X 线检查；对于子宫内膜癌和卵巢癌，每年 1 次盆腔彩色超声检查是最基本的筛查方法。

查炎症

老年性阴道炎、尿道炎是绝经后妇女的常见病，尤其是绝经 10 年以上的妇女，容易反复发作。它与普通的阴道炎和尿道炎的发病原理是不同的，通常是由于女性激素水平低引起的，而不是由细菌感染引起的。因此，对于老年性阴道炎、尿道炎的预防治疗，要在医生的评估指导下进行，不要擅自用药，以免加重病情。

更年期的用药事宜

路敏｜北京大学第一医院药剂科副主任药师

更年期用药是防微杜渐

更年期是人们从生殖期到老年期过渡的一个重要阶段，是人类的一个正常的生理阶段。更年期不等同于更年期综合征，更年期综合征是指在更年期这个特殊时期出现的一系列症状。

据统计，更年期综合征有 100 多种症状，像月经紊乱、疲乏、骨关节疼痛、情绪不稳定、胸闷、心慌、头疼、感觉失常、记忆力下降、易激动等等，涉及全身各个系统的很多方面。

更年期并不是病，因此，原则上来说是不需要用药的。但如果出现了上述更年期综合征症状，并严重影响了自己的正常生活，就需要在医生的指导下用药了。

随着更年期的到来，很多人可能会慢慢出现骨质疏松、动脉粥样硬化、心脑血管疾病等问题，这些问题并不是一夜之间出现的，是大家没有对身体的变化引起注意，而这些问题都在更年期这个特殊时期出现了。更年期就是提醒大家积极地做好健康管理，为健康的老年生活打下基础。

更年期综合征的药物治疗方案有两种选择，一个是使用相对安全的植物药，另一个是激素替代治疗。这两种方案都有各自的优缺点和注意事项，到底哪种方案适合自己，需要考虑更年期综合征症状的严重程度，身体的骨密度情况，是否有乳腺增生、风湿免疫等疾病史，也需要在医生和药师的指导下进行，千万不要自己凭感觉来。

又爱又恨的雌激素

更年期综合征症状主要是由于雌激素缺乏导致的，因此，补充雌激素可以有效缓解更年期综合征症状。中国《绝经过渡期和绝经后期管理和激素补充治疗指南（2012 版）》中提出，性激素替代治疗（HRT）是目前公认的缓解绝经相关症状最有效的治疗方法，而最佳治疗时间是 50 ～ 59 岁。

激素替代治疗的优势是见效快，有患者使用几天后就有重获新生的感觉。此外，这种疗法还能显著改善人体的骨密度。对于更年期症状严重同时合并骨质疏松的患者，可以考虑使用激素替代疗法；以泌尿生殖道问题为突出表现的，可以考虑局部使用雌激素，以降低所使用药物的不良反应及风险。

此外，激素替代疗法也不是适用于所有处于更年期的人。使用激素替代治疗，需要医生通过妇科检查、生化检查、骨密度检查、病史问诊等多种检查进行综合评估，如有近期血栓病史或子宫肌瘤、乳腺增生、风湿免疫等疾病，最好不用或者谨慎使用这种方案。

服用激素一定要谨遵医嘱，因为这种治疗方法可能会引起许多不良反应，例如异常阴道出血、胃肠道不适、头痛等，最需要警惕的是可能会增加乳腺癌和子宫内膜癌的发生率。这也是大家对于激素又爱又恨的原因，激素疗法效果明显但是副作用也大。使用激素后的第 3 个月、第 6 个月和第 12 个月都要复查再评估。最后应以有效的最小剂量维持治疗并按期复查，之后可逐渐变为 1 年复查 1 次。

植物药是“绿色”药

植物药可以看作是缓解更年期症状的“绿色”药物，比如坤泰胶囊、坤宝丸、莉芙敏等。

植物药的优势就在于方便安全，使用过程中不需要常规复查，可以根据症状自行进行剂量调整和停药。

但是，“绿色”药物也不是全能的，也有自身的缺点，比如起效慢，很多患者服用几天后效果不明显，很容易放弃；而且这些药物对骨密度并没有改善作用。

专家提示：服药前先做检查

更年期综合征的治疗，除要注意那些明显的症状外，还要看患者是否伴有高血压、高血糖和关节疼痛等疾病。专家提醒，有这些疾病的患者在更年期要谨慎用药。

给血管减减压：更年期时血压往往处于忽高忽低的变化之中，变化幅度很大。这是因为更年期血管舒张和收缩功能出现障碍，导致血压波动，同时伴有潮热出汗。这种情况下可以暂时不用降压药，密切监测血压。随着更年期症状缓解，血压会逐渐平稳。但如果是其他原因导致的高血压，就需要药物治疗了。

给血管清清道：在北京大学第一医院更年期综合管理门诊中，记者发现许多前来就诊的患者存在擅自停用他汀类降脂药的情况。因为患者担心长期服用他汀类降脂药会伤肝。事实上，他汀类药物不但能调节血脂，还能发挥稳定斑块的作用，有助于预防心脑血管事件的发生。因此需要以最小有效剂量长期服用。

给血液降降糖：更年期门诊患者常常也患有高血糖。降糖药物选择多，需要患者牢记每种药的服药时间和顺序。血糖控制尽量达标但“宁高不低”，因为低血糖带来的危害更大。平时身边多带些零食，及时纠正低血糖。

给关节补补钙：更年期骨密度降低，常常伴有骨关节疼痛的症状，这时就要补充钙和维生素 D。如果担心补充过多或者不足，可以检查一下血钙、尿钙、血液里维生素 D 的水平。如果医生建议服用双膦酸盐，一定要在早晨起床时空腹服用，服药半小时内不能躺下，要保持身体直立，以尽快使药物进入胃中，避免伤害食道。

相关阅读

激素补充治疗也有窗口期

激素补充治疗的窗口期，是指绝经 10 年之内或 60 岁之前，此时女性卵巢功能加速衰竭，性激素水平紊乱，也是潮热、盗汗、失眠、易怒等更年期综合征症状最严重的阶段。中华医学会妇产科学分会绝经学组组长、北京协和医院妇产科主任医师郁琦强调，如果错过了窗口期再进行激素补充治疗，即便雌激素能够延缓骨量的丢失，但由于骨质疏松已经形成，花费也是极高的。

更年期的激素疗法

陶昊枫｜北京妇产医院妇幼保健院副主任医师

很多女性进入更年期后会补充激素，希望以此延缓衰老。激素确实可以有效缓解更年期综合征症状，但其主要是作为治疗手段，帮助女性平稳度过更年期，并不能作为永葆青春的灵丹妙药。相反，如果激素使用不当，反而不利于人体健康。

女人最怕老，而进入更年期后，由于卵巢功能衰退，女性激素水平开始出现波动或激素分泌减少，由此引发器官和组织的退行性变化，衰老速度加快。卵巢分泌的女性激素不仅作用于子宫，维持女性月经周期，而且在身体的各个部位都有一定的受体，如骨骼、皮肤黏膜等。女性绝经后，骨骼缺少雌激素的作用，容易出现骨质疏松。

但大多数女性没有特殊情况，不需要补充激素。只有激素减少引起的更年期综合征症状严重影响到工作和生活质量时，才考虑采用激素替代疗法。使用激素时，安全为第一位，必须先做一个全面体检，查看心、肝、肾等各项脏器功能，了解乳腺、宫颈、子宫内膜等情况。

有些人不能使用激素，如在 6 个月之内有活动性的静脉血栓、肝肾功能障碍、脑膜瘤等。还有慎重使用的人群，妇科的子宫肌瘤、血栓形成的倾向、系统性红斑狼疮、乳腺癌家族史，或者是已完全缓解的部分恶性肿瘤，如果有过这种病史要权衡利弊，利大于弊时才能进行激素补充。

更年期女性一定要到专业门诊根据情况进行激素补充和治疗，并进行随访监测，长期单纯过多的雌激素补充有可能会增加患子宫内膜癌、卵巢癌的风险，激素替代治疗的第一年会增加血栓风险。

总之，激素是把双刃剑，一定要在专业的指导下应用，个体化的评估和监测是关键。

更年期的饮食调理

贾海燕｜国家二级公共营养师

对付女性更年期综合征，除了药物治疗，饮食调整同样重要。

更年期饮食要讲究营养均衡，食物多样，粗细搭配（每餐中粗粮达到主食的 1/3），干稀搭配（每天喝至少 1500 毫升的水），另外还需要从蔬菜水果中补充维生素和矿物质。

对于更年期有头昏、失眠等症状的人，可以多吃些富含维生素 E 的食物，比如豆类和蔬菜。这些食物对维持神经系统的功能、促进消化都有一定的作用。而对于很多更年期女性都会出现的情绪波动、脾气暴躁等问题，不妨多吃些颜色鲜亮的蔬果。

色彩可以进行心理暗示，颜色鲜亮的蔬果有利于缓解更年期女性的负面情绪。此外，适当补钙也可以帮助扭转不良情绪，保持精力充沛。

缺钙除了可能会导致骨质疏松外，还容易引起情绪激动，加剧情绪的不安，建议更年期女性平常可以多吃些奶及奶制品、豆类、蛋类、鱼肉等食物。

除了饮食上的调整，还推荐两种适合更年期女性的运动项目。一是跳绳，人在跳绳的时候，全身都在进行活动，包括大脑。手握绳头，不断旋转的动作，还会刺激拇指的穴位，从而刺激大脑，增加脑细胞的活力。二是长跑，长跑能产生大量的儿茶酚胺物质，使人精神愉快，增加食欲。之前也有研究表明，长跑有助于缓解抑郁情绪，是适合更年期女性的运动方式。

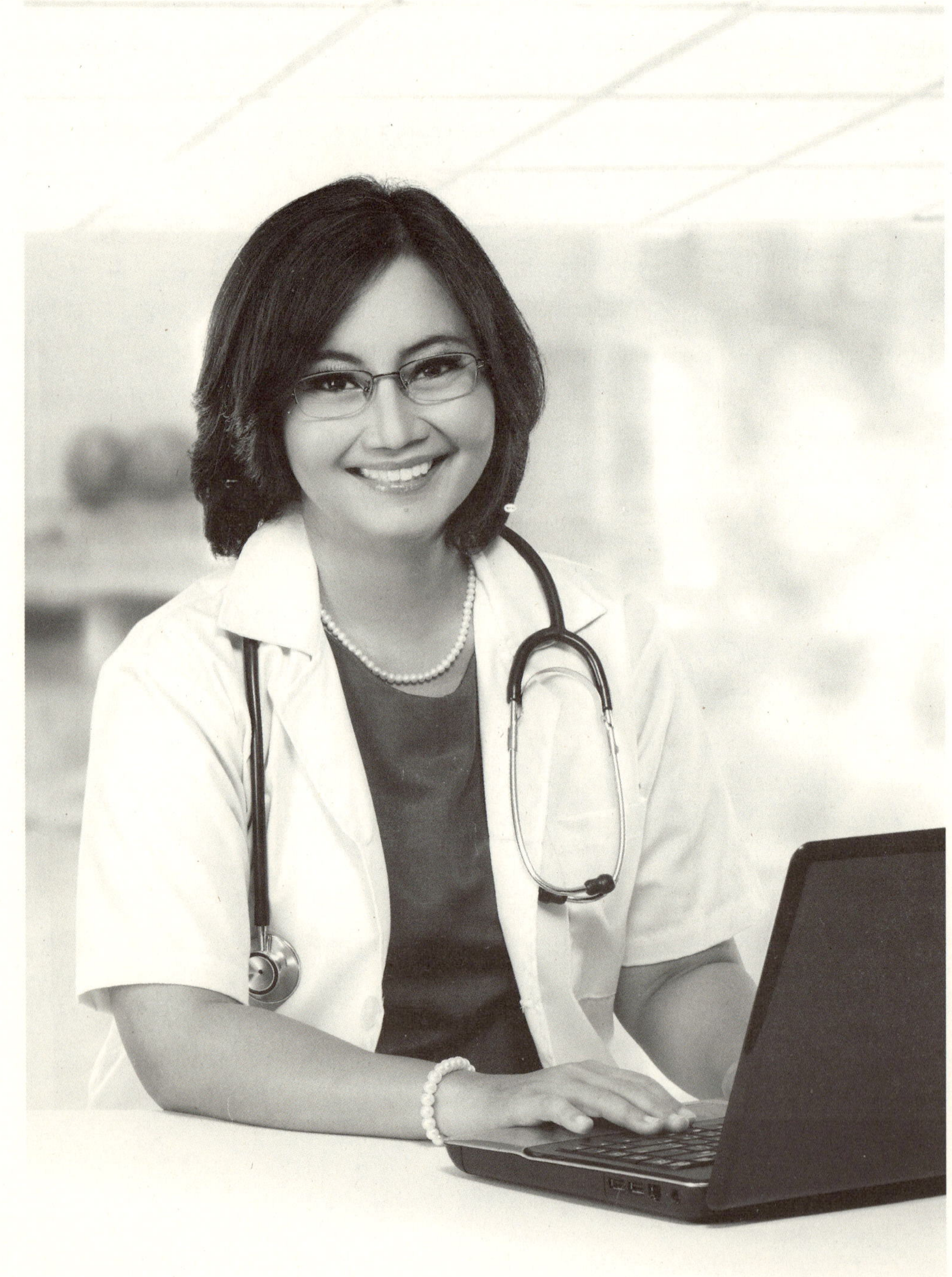

Chapter 13

读懂妇科检查单，从容应对妇科病

女人这一生，从发育成熟开始，就要经受诸如月经、性生活、怀孕、生产、哺乳、绝经等生理变化中的各种风险。在这一系列复杂的生理过程中，有可能会发生各种妇科疾病。面对各种妇科病，去医院看医生，首先要做的就是各种妇科检查，在这种情况下，读得懂妇科检查单，了解各种妇科病常识，能解除你的一些困扰，更加从容地应对妇科病。本章汇集了各大医院的妇产科医生及乳腺科医生，讲解妇科常见病的症状、危害、诊断与治疗以及保健和预防方法，希望可以帮助女性解除一些妇科病的困扰，帮助女性健康地度过每个时期。

看懂乳腺检查单

唐欣 | 北京妇产医院乳腺科主治医师

结节、团块

解读：“结节”是体检报告中出现频率最高的术语，多出现在乳腺超声报告里，偶尔在简单的触摸查体报告、钼靶报告中也可见。“结节”只是描述性语言，形容各种方法所发现的“小肿块”，它不涉及肿物的良恶性质，也不是疾病的名称。而“团块”则与“结节”相对，用来形容“大肿块”。

低回声、无回声、边界清楚、边界不清

解读：在乳腺超声报告里，通常会形容结节是“低回声”或“无回声”，这同样是一个描述性语言。在超声的黑白图像上，各种不同性质的“结节”自然有的黑一些（低回声），有的更黑一些（无回声），似乎也没有特别客观的界定标准。“边界清楚”或“边界不清”则是形容这些“结节”在图像上是否清晰可辨。不能说“边界不清”就是恶性的，或者“边界清楚”就是良性的，这还需要医师具体分析。

腺体结构紊乱

解读：“腺体结构紊乱”是在乳腺超声或钼靶报告里较为常见的一个形容腺体图像的描述性语言。如果把乳房想象成一个包子，那么皮肤、皮下脂肪组织就是“包子皮”，而腺体就是“包子馅”，影像上能清楚地区分出“皮儿”和“馅儿”。如果“馅儿”的影像结构看起来与正常的不同，我们就会形容为“腺体结构紊乱”，多数是由于腺体增生（微观上就是细胞数量、排列及组织结构的改变）所致，就是人们常说的“乳腺增生”，当然也不能排除极少数“结构紊乱”是因为局部细胞的恶变所致。

囊肿

解读：在超声报告里，对特别典型的“无回声”结节，有经验的超声医师会将其直

接判断为“囊肿”。所谓囊肿，可理解为一层薄薄的皮包着一包水，这在乳腺囊性增生病里较为常见，而多数的囊肿是良性、无害的。

BI-RADS 分级

解读：这个看起来“高大上”的神秘英文令不少患者恐慌，更可怕的是其后缀上的不同级别——1 级、2 级、3 级……其实，这只是乳腺影像报告及数据系统的英文缩写，为的是使不同的医生看到影像报告时，有个统一的标准可循。BI-RADS 分级意义如下。

0 级：需要召回，结合其他检查再评估，说明检查获得的信息不够完整。

1 级：未见异常。

2 级：考虑良性改变，建议每年行 1 次乳腺检查。

3 级：良性疾病可能，但需要缩短随访周期，如 3 ～ 6 个月 1 次，此级恶性的比例小于 2%。

4 级：考虑恶性病变可能，需要活检明确。

5 级：高度怀疑为恶性病变（几乎认定为恶性疾病），需要手术切除活检。

6 级：已经由病理证实为恶性病变。

当分级≥ 3 级时，提示医师需进一步诊断或外科干预。

钙化

解读：很多患者一见到钼靶报告上的这个词就吓得够呛，殊不知“钙化”在乳腺片子里是非常常见的，而有问题的恶性“钙化”是非常少见的。点状的、孤立的、大的、圆圆的钙化（钼靶片子上白色的小点点）其实都是良性的钙化，虽然一旦产生就不会消失，但终生也不会恶变，也不需要管它。不过，如果是可疑恶性的钙化，一定需要医师进一步的处理。

读懂白带检查单

程熠｜复旦大学附属妇产科医院主治医师

显微镜能看出什么来？

白带检查，少不了显微镜观察。很多女性经过妇科检查，会将阴道分泌物小心翼翼地送到检验室，很快就会拿到清洁度、霉菌或滴虫的诊断单。但显微镜能看出什么来？这些结果说明什么？很多人不明白。

将阴道分泌物放入生理盐水以后，阴道分泌物中的细胞或者微生物便会悬浮于水中。通过显微镜放大倍数后，就能看到阴道分泌物中的白细胞、上皮细胞、滴虫、霉菌的菌丝或者孢子。观察者根据上述阴道分泌物判断阴道清洁度，共分 4 度。

Ⅰ度：显微镜下见到大量阴道上皮细胞和大量阴道杆菌。

Ⅱ度：镜下见有阴道上皮细胞，少量白细胞，有部分阴道杆菌，可有少许杂菌或脓细胞。

Ⅲ度：镜下见有少量阴道杆菌，有大量脓细胞与杂菌。

Ⅳ度：镜下未见到阴道杆菌，除少量上皮细胞外，主要是脓细胞与杂菌。

Ⅰ～Ⅱ度属正常，Ⅲ～Ⅳ度为异常白带，表示有阴道炎症。

如存在滴虫或霉菌，不论其数量多寡均用“+”来表示，“+”说明该妇女感染了滴虫或霉菌，并不说明其感染的严重程度。

变色反应又代表什么？

用显微镜观察，带有观察者的主观色彩，因此，客观的试剂检查应运而生。BV 是国际上通用的细菌性阴道病诊断方法，正常女性的阴道中没有唾液酸，当感染细菌后，细菌就会代谢产生唾液酸，与试剂中的唾液酸酶发生反应，显出黄色反应。念珠菌乳胶凝集实验则是通过抗体与念珠菌特异性的结合，产生紫色的颗粒，能够排除显微镜检查时因为霉菌量较少，或者杂细胞过多造成的主观干扰。但无论是主观的显微镜检查，还是客观的试剂检查，都有自身的局限性，当白带中细胞量很大时，就会影响显微镜观察者的判读。而任何一种客观检查，都可能由于微生物交叉感染的干扰，导致无法肯定一定存在或一定不存在某种类型的微生物感染。

因此，很多患者喜欢拿着一份白带报告四处询问，以确定患病的类型，其实没有必要。真正具有发言权的，是就诊时做了妇科检查的那位医生，有经验的医生在观察白带和妇科检查以后，就已经基本能判断出病变的类型，实验室检查往往起到的只是辅助判断的作用。患者并没有必要纠结于报告上的文字，而应该相信医生的临床判断。

白带的形成主要依赖雌激素的作用，青春期前及绝经后的女性由于雌激素分泌少，白带也会很少；而育龄期妇女，在不同的月经阶段白带的量也不一样，一般在月经前后 2 天、排卵期和妊娠期增多。不少女性会因为每个月都会有那么几天感觉白带增多来就诊，但没有异常的颜色和气味。通过问诊，我们就会发现这种情况很多发生于正常的排卵期，这是正常的白带增多，完全不需要治疗。不过，有的女性会因正常白带增多而使用护垫或者卫生棉，这反会因不透气而增加阴道炎发生的概率，其实只需注意日常清洁，勤换内衣裤即可。

读懂激素化验单

孙爱军 | 北京协和医院妇产科主任医师

女性到医院就诊时，常会被要求做激素检测。激素可以说是女性健康的风向标。都说“女大十八变”，可你知道吗？每次变化都离不开生殖激素的此消彼长，青春期变漂亮是因雌激素增加，绝经前后出现不适（也就是我们常说的更年期综合征）则是因为体内雌激素不断减少。

内分泌紊乱现象在女性中普遍存在，25 岁以后尤其容易出现，发病率也逐年上升。数据显示，由于内分泌紊乱，28.2% 的中青年女性面部出现黄褐斑、雀斑，其中有 27.5% ~ 31% 的女性，同时患有子宫肌瘤、乳房肿块、卵巢囊肿或其他妇科疾病。

目前，卵巢囊肿、多囊卵巢综合征（PCOS）、子宫肌瘤等妇科疾病发生率占育龄妇女的 20% ~ 25%。不仅如此，由于内分泌参与调节机体器官组织的代谢和功能，这种过程与癌症病理过程的发生直接相关，因此严重的还会引起癌症。这也是为什么出现了以上情况，到了医院，医生就会给你开一张有关激素的检查单。找出哪个生殖激素不对，就可以对症下药了。因此目前，几乎所有的妇科内分泌疾病都会涉及激素的检测，其在临床应用的范围极为广泛。

“医生开出的生殖激素检测通常包括卵泡刺激素（FSH）、黄体生成素（LH）、泌乳素（PRL）、雌二醇（E_2）、睾酮（T）和孕酮（P）六项。”中华医学会检验分会副主任委员、复旦大学附属中山医院潘柏申教授介绍：“其中，FSH 与 LH 增高常见于卵巢功能早衰、绝经等；二者降低则主要见于下丘脑 - 垂体功能低下性闭经、假性性早熟。PRL 分泌过多会导致高泌乳素血症，而这正是女性生殖紊乱的主要原因。”

此外，由于和生育及不孕症的诊治关系密切，卵巢储备功能近来倍受关注。作为临床研究的常用指标之一，抗苗勒管激素（AMH）检测是预测卵巢反应和优化卵巢刺激治疗的最佳生物标志物，可指导活产预后，识别具有卵巢过度刺激综合征（OHSS）风险的女性，提升体外受精的有效性和安全性，同时还能预测绝经期，并将生育能力的保留进行个体化设计，帮助制定生育计划。

作为中华医学会检验分会副主任委员，潘柏申教授对生殖激素检测的方法比较“挑剔”，他研究后认为电化学发光法准确度更高，结果更稳定，与临床判断具有高度一致性。为了保证诊断和治疗动态监测的准确与高效，他建议女性在检测和实际差异过大时，尽量了解一下检测方法，或者尽量挑选更有条件更可信的检验机构。

看懂 TCT 报告单

王倩 | 清华大学第一附属医院妇产科医师

在门诊，经常有患者拿着 TCT 报告单，忧心忡忡地说“医生，我得宫颈癌了”，接过单子一看，绝大多数都没什么问题。

TCT 是 Thinprep cytologic test（薄层细胞图片检查）的简称，是筛查宫颈癌的一项重要检查。这项检查应用很广泛，为避免过度恐慌，女性朋友最好了解一下如何解读 TCT 报告。无论是哪个医院给出的报告，基本都包括刮片的质量、炎症、宫颈管内细胞、结果分类等部分。

刮片的质量，通常是用满意、不满意来描述，若是不满意，可能是存在炎症，或者细胞量不够，读片医生无法给出结论，可以在炎症治疗后复查或者必要时重复刮片。宫颈刮片对于阴道内的感染也是有检测意义的。若提示有念珠菌、滴虫、细菌性阴道病（或线索细胞阳性），需针对相应的炎症进行治疗。宫颈管内细胞，若有，说明标本取材满意，有些女性在绝经后宫颈萎缩，不太容易获得宫颈管内细胞。

而综合以上信息，会有一个分类总结，这是最重要的信息，大致会给出以下几个可能的结果。

正常：说明你的刮片细胞里没有发现异常。

ASC-US（非典型意义的鳞状细胞，或不能明确意义的不典型鳞状细胞）：这个结果提示不确定这些细胞是否异常。这种情况可以有两种选择，3 ~ 6 个月以后复查；或者直接查 HPV，若 HPV 阴性，继续观察，若阳性，建议行阴道镜检查、宫颈活检。

ASC-H（不典型鳞状细胞倾向上皮内高度病变）：虽不能明确意义，但倾向于有病变，这种情况，通常是需要阴道镜检查和活检的。

LSIL（低度鳞状上皮内瘤变）：提示有异常细胞，需要进一步行阴道镜检查和活检。

HSIL（高度鳞状上皮内瘤变）：比 LSIL 更进了一级别，提示不良，建议尽快复诊，行阴道镜检查及活检。

不典型腺细胞：通常需要进一步检查以了解这个不好的腺细胞来自于哪儿，需要超声、宫腔镜、刮宫来进一步明确。

鳞状细胞癌或腺癌：这种结果就要立即找医生看。

宫颈刮片的结果只是一个筛查，不是最终的诊断，即使结果不好，通常也需要通过阴道镜检查和病理活检来明确。而且即使病理结果告诉我们是癌前病变，女性朋友也不必太过担心，其一，这并不意味着是宫颈癌；其二，它的治疗效果很好，且预后满意。

TCT 有一定的假阴性率，对于有条件的、30 岁以上女性，建议同时联合 HPV 和 TCT 两项检查，以降低假阴性概率。同时，建议有性生活的女性，关爱自己，定期进行宫颈癌的筛查。

妇科检查时间是关键

吴淑道 | 复旦大学附属妇产科医院超声科医师

子宫和卵巢不同于身体的其他器官，它们是处于周期性变化中的。对于妇科疾病来说，选择正确的超声检查时间是很有讲究的。

月经来潮前：查子宫畸形、宫腔粘连等

对于子宫畸形（如纵隔子宫）、宫腔粘连等，适合把检查时间安排在每月月经来潮前。来潮前的几天，子宫内膜较厚，对于观察内膜的形态及连续性更佳，更有利于医生做出最佳的判断。

月经第五天：查卵巢囊肿、宫腔占位性病变、剖宫产切口憩室、内膜病变

原来，在 B 超下许多卵巢囊肿与卵泡表现相似，不太好区分，而月经第五天卵泡还没有明显发育，此时检查便是最佳时机。

此外，月经第五天不仅仅适用于卵巢囊肿的观察，同样适合于宫腔占位性病变、剖宫产切口憩室以及内膜病变的观察。那么，何为月经第五天呢？从来月经的第一天开始算起的第五天才是月经第五天。

月经第十天：监测卵泡

对于不孕的患者，最常见的检查就是 B 超下监测卵泡，医生往往建议从月经第十天左右开始监测卵泡。此时，超声可观察有无优势卵泡，以及它的形态、数量、生长发育及排卵情况，从而指导患者受孕。对于一些月经周期比较短或比较长的患者，监测时机可以适当地提前或延后。

避开月经期：查子宫肌瘤、子宫腺肌症

如果是子宫肌瘤、子宫腺肌症等疾病，对于月经周期就没有严格的要求，检查时避开经期即可。

阴道中的“江湖风云”

邹世恩｜复旦大学附属妇产科医院副主任医师

每一位女性的阴道都是一个江湖。大概普通人听到这个都会以为是个笑话，而作为妇产科医生的我却会告诉你：我是认真的！女性的阴道就好比一个小小的江湖，有威震四方号令天下的“武林盟主”、有隐在暗处伺机而动的“各路门派”、有江湖之外番邦异族的“外族势力”、有江湖之上庙堂之高的“至尊皇权”……

强势的“武林盟主”：乳酸杆菌

女性阴道内的“江湖”很是复杂，有研究说，正常女性的阴道内存在着超过 50 种微生物，这些微生物就是阴道内的“各路英豪”了，它们一般在阴道侧壁的黏膜上安家落户。这些微生物中包括乳酸杆菌、双歧杆菌、大肠杆菌等各类细菌，以及除了细菌以外的原虫、病毒、支原体和白假丝酵母菌等。这么多的细菌病毒，听听都好吓人，如果它们在阴道里头兴风作浪，那还了得！

好在阴道内有一种优势细菌——乳酸杆菌，它非常称职地担任着“武林盟主”的角色，兢兢业业地维护着阴道微生态平衡。平日里，乳酸杆菌在雌激素的影响下，通过不断生产乳酸来调节阴道的 pH，还能分泌过氧化氢等多种抗菌物质。双管齐下，给其他“各路门派”定下江湖规矩，一旦有不安分的门派企图挑衅“武林盟主”的权威，下场就是——死！

有了“武林盟主”乳酸杆菌的强势，才有女性生殖器官的健康。

至高无上的“皇权”：雌激素

然而，即便是处在庙堂之远的“武林盟主”和“各路门派”，也做不到完全的自由自在，它们得受着“皇权”的制约。

女性自身的健康状况，尤其是雌激素的高低就是影响乳酸杆菌“武林盟主”地位的“皇权”。雌激素水平低，乳酸杆菌就少，雌激素水平高，乳酸杆菌就占有优势。

所以，一般而言，生育期的女性因为雌激素高，所以乳酸杆菌的“武林盟主”地位也相对稳固；而对于青少年及绝经后的女性，由于雌激素水平低下，“皇权”式微，也就让依附于“皇权”的乳酸杆菌地位不稳，阴道内“各路门派”的其他微生物群雄并起，也就更容易发生阴道炎症。

隐藏的“各路势力”：微生物和外环境

“皇权”势力稳固、“武林盟主”地位牢靠，本该平静的江湖却并没想象中那么安稳，相反，现实中生育期女性的阴道炎发生率却很高，为什么？

原来，生育期的女性往往性生活活跃，有的还有不少性伴侣，这就让“各路门派”的其他微生物有了可乘之机；还有些女性因为怕阴道不干净，经常自行用洗剂冲洗阴道，这就好比是“外族势力”入侵阴道，打破了原本的“江湖”平衡。这些习惯都会给“武林盟主”致命的打击，造成“江湖”动荡，于是，阴道炎就这样发生了。

另外，女性怀孕期，虽然阴道环境有利于乳酸杆菌的生长，但平日里不起眼的一个名叫“白假丝酵母菌”的小弟也很容易生长，这个一直心有不甘的小弟，一旦力量强大就容易滋生上位的念头，有时就会自己当上盟主，引发“霉菌性阴道炎”。还有，平日常用的一些头孢类抗菌药也比较容易杀死乳酸杆菌，如果长期吃，无异于“引狼入室”，引起阴道炎症。

丐帮小报：江湖留下的传说

门诊上遇到过个别奇葩的患者，因为阴道炎，便在家自己往阴道里灌酸奶……没错，酸奶里头是有乳酸杆菌，但是酸奶还有很多不是乳酸杆菌的东西啊，一起往阴道里灌，这简直要“江湖大乱”！

另外，江湖上传闻，洗洗更健康！这绝对是骗人的，尤其是用各种洗液冲洗，洗多了，“武林盟主”也会一起被洗掉。

女性的阴道平日里有赖于“武林盟主”的威慑，保持着生殖道的健康。倘若“武林盟主”势弱，将会发生各种炎症。维护乳酸杆菌的“武林盟主”地位，保护女性生殖道健康，靠良好的生活习惯和生理卫生，不靠保健品，也不靠虚假骗人的广告。

阴道炎治疗不要见好就收

肖巍｜哈尔滨医科大学附属第四医院妇科副主任医师

女性患了阴道炎到医院看病，医生都会告诉你要在用完这个疗程的药之后来复查，或者是下个月月经结束以后来复查，但真正遵医嘱来复查者不超过 50%。很多普通型阴道炎患者在用药后感觉症状减轻了，白带不怎么多了，外阴也不怎么痒了，以为是治好了，就不再坚持治疗了。不复查，会导致治疗不彻底，阴道炎反反复复，最终导致慢性、反复性阴道炎，造成盆腔炎。一般刚开始治疗用药时，效果会比较明显，但是阴道内的菌群并没有完全恢复，一旦停止治疗，较少的乳酸杆菌无法抑制致病菌的繁殖和生长，炎症反而会加重。

治疗盆腔炎要坚持彻底

罗喜平｜广东省妇幼保健院妇科主任

盆腔炎发作后，若在急性期未能得到彻底治愈，则可能转为慢性盆腔炎，且往往反复发作，严重影响女性健康，大多数患者会长时间受到该疾病的困扰。因此，将规范治疗进行到底是治疗盆腔炎的关键。

很多急性子的患者会过早停药，总觉得“是药三分毒”，症状稍有好转就擅自停药，结果很容易因过早停药而转成反复发作的慢性炎症。在急性盆腔炎期，很多时候不能明确是由哪种微生物感染引发，抗生素往往是根据经验进行选择的，以广谱抗菌为主，同时对需氧菌、厌氧菌及沙眼衣原体感染有效。用药的疗程一定要足够，静脉用药症状改善后，应继续口服用药至少两周。

一旦停药，发展为慢性盆腔炎，采用单一疗法效果较差，中医学根据盆腔炎的症状进行辨证施治并配合多种物理疗法，如中药直肠给药、腹部热敷、微波理疗等，可以很大限度地提高治疗效果。

这些妇科病要早预防

梁静｜中日友好医院妇产科副主任医师
王丕林｜北京天坛医院乳腺外科主任医师

很多女性毕业工作后不久，发现以为离自己很遥远的一些妇科疾病发生在了自己身上。特别是以下几种问题，要提高警惕。

卵巢囊肿——早检查、早应对

婚前检查，却被查出卵巢囊肿，这是一位朋友近日的“遭遇”。卵巢囊肿属于广义上的卵巢肿瘤的一种，因为囊肿位于盆腔深处，早期没有症状，如果任其发展，可能影响生育；一旦发生破裂，则有性命之忧。更可怕的是，70% 卵巢恶性肿瘤一旦被发现，常常已是晚期。

“其实，这种情况在门诊中时常会有。”作为一名妇产科医生，梁静在诊治中遇到的年轻患者也越来越多。卵巢囊肿是女性生殖器常见的疾病之一，其发生与女性内分泌失调、免疫力下降、雌激素水平等息息相关。因为卵巢囊肿早期没有明显症状，再加上年轻女性很少做妇科检查，很容易被忽视。

“若是生理性囊肿，不需太在意，会自行消退，但若是病理性囊肿，则需高度重视，及早到医院进行排查，积极治疗。”梁静强调。

月经失调——远比你想的严重

很多白领工作压力大，导致长时间不来月经或月经过频，会自己买乌鸡白凤丸“调理”。

“这种情况要高度重视，不要自己随意‘调理’。”梁静解释道，长期月经不调容易导致盆腔感染，继发子宫内膜病变等病症，给女性身体健康带来严重的威胁；如不及时检查，甚至会失去早期治疗妇科恶性肿瘤的机会。

乌鸡白凤丸虽有利于调节女性月经失调，但不建议患者自己随意服用，如用药不对症，会产生反作用，甚至掩盖病情。

子宫内膜异位症——无性经验的女孩也要重视

患子宫内膜异位症的女性越来越多。子宫内膜异位症是指具有生长功能的子宫内膜在子宫腔被覆面以外的地方生长而形成的一种妇科疾病，分为盆腔子宫内膜异位症和子宫腺肌症两种，是导致不孕的主要原因之一，占女性不孕的 25% ~ 35%。

之前我们对子宫内膜异位症的认识有误区，认为患者多是已婚或有过多次流产或分娩经历的女性，但最近几年没有性经验的年轻患者越来越多。子宫内膜异位症的发病与女性的雌激素水平、内分泌、免疫力和遗传基因等都有关系，没有性经验的女性也要警惕、重视，定期去医院检查。

乳腺疾病——乳腺癌年轻化需警惕

“35 岁以下的乳腺癌患者人数明显增多，甚至出现 20 多岁的病例。”作为一名乳腺外科专家，王丕琳主任接诊的年轻患者越来越多。

王主任之前接诊了一名 31 岁的未婚女性，乳房外侧有一厘米不光滑的结节。患者比较年轻，认为自己肯定不会患乳腺癌。但王主任凭借丰富的诊治经验，建议病人做更细致的检查和手术。结果手术后发现是乳腺癌，幸亏发现及时，患者得到及时诊治，并且做了保乳治疗。作为年轻女性，一定要转变观念，定期到医院进行专业的妇科检查和乳腺科检查，及时发现问题，及时治疗。

内分泌异常要早治疗

梅苏珍｜北京大学第一医院妇科内分泌科主治医师

女性容易出现激素分泌异常，特别是月经周期雌激素与孕激素水平的不平衡决定了她们细腻的性格（“心眼小”）、鲜明的个性（“脾气大”）等，这是女人“气”产生的前提。内分泌平衡有助于女性保持姣好的容颜、体型和温柔的性格。因此，女性应关注自己的内分泌情况，如甲状腺激素的问题、卵巢功能的问题。

多囊卵巢综合征是育龄妇女中较常见的内分泌疾病，由雄激素过多或高胰岛素血症所致，常见症状有月经少、闭经、不孕、面部痤疮、多毛、肥胖、胰岛素抵抗及卵巢的囊泡沉积等。

甲状腺疾病也是一种常见的女性内分泌疾病，在各个阶段有不同表现，如青春期甲状腺肿、桥本氏病、产后甲状腺炎、亚急性甲状腺炎、甲状腺功能亢进和甲状腺功能减退、甲状腺结节等，经常困扰各年龄段的女性。这些都要及时发现和合理治疗。此外，肾上腺疾病还可导致雄激素分泌过多，长相男性化；垂体功能下降也会引起月经紊乱。

而女性到了 50 岁左右，由于雌激素的持续缺乏，各种问题几乎同时迸发，会出现烦躁、失眠、潮红、潮热、颜面色斑、骨关节疼痛等症状，身高也会变短，驼背，有时单靠饮食和补钙难以纠正。因此，较之男性，女性更应该进行系统的治疗和必要的内分泌替代治疗。

女性内分泌不仅影响女性健康和生活，也影响女性的心理和容貌。女性追求内在美，实质就是调节内分泌，达到体内激素的平衡，方能显示出真正的女性魅力和温柔的性格。有症状的女性应及早就医，及时治疗，做个健康的女性。

有些妇科病可能会遗传

王丕琳｜北京天坛医院乳腺科主任医师

容颜、性格会遗传，有些疾病也不例外，乳腺癌、妊娠高血压综合征、宫颈癌这三种妇科疾病往往也有一定的遗传倾向，面对这种“命运”安排，听听专家怎么说。

乳腺癌

遗传指数：★★★

对策：高危患者别犯“拖延症”

2015 年，滴滴总裁柳青患乳腺癌的事件再次让人们心头笼上恐慌的阴云。公开的资料显示柳青当年刚刚 37 岁。如此风华正茂的年龄就患上乳腺癌是否存在遗传的可能性呢？北京天坛医院乳腺科主任王丕琳介绍，乳腺癌确实存在着一定的家族遗传性。但真正意义上的家族遗传性乳腺癌在所有确诊乳癌病例中只占 5% 左右，乳腺癌发病是综合因素导致，早发现、早诊断、早治疗是对付乳腺癌最好的方法。潜在乳腺癌患者千万别犯“拖延症”，别存侥幸心理。

遗传性乳腺癌，主要指家族中有多名女性成员患乳腺癌或卵巢癌。如安吉丽娜•朱莉就属此类。当一位患者具备这样的家族史并且发病年龄较轻，比如 30 岁以前就患病，尤其是双乳癌，这种情况应被高度怀疑为家族遗传性乳腺癌。子女可通过基因检测确认是否有乳腺癌易感基因，并通过更积极的预防措施来避免发病。对一般人来说，“如果有个远房的七大姑八大姨得了乳腺癌就认定自己也一定会得，那就恐癌过度了。”王丕琳主任说。

尽管乳腺癌是多种因素综合作用导致的乳腺疾病，但过量的雌激素对人体的影响被认为是乳腺癌发病的重大诱因，比如长期服用雌激素补品，无形中增加了乳腺癌的患病风险。此外，过早来月经或过晚闭经，反复多次妊娠或流产也可能诱发乳腺癌。

王丕琳主任提示，乳头无缘无故流水、流血，乳头或周围皮肤凹陷或乳房凭空长出肿块，要及时去医院接受检查。对于 30 岁以上女性，最好每年到乳腺专科进行专业体检。此外，有隐患的女性要多关注乳房保养知识，保持好的生活习惯，不吸烟，不酗酒，保持愉快心情，多做运动，少吃红肉，避免多次妊娠和流产，避免过多的雌激素摄入。把身体塑造成最佳抗癌武器，把患乳癌的风险降到最低。

妊娠高血压综合征

遗传指数：★★

对策：别“死守孩子不顾身子”

调查发现，北京市因为紧急情况死亡的孕妇中，20% 死于妊娠高血压综合征（简称妊高征），此类孕妇大多因为妊高征导致的心衰、脑出血等原因死亡。其中，因为遗传因素导致的妊高征患者比正常适龄产妇发病比例高 5%~10%。

北京朝阳医院妇产科主任路军丽介绍，遗传性妊高征一般发生在母女之间，隔代传的情况很罕见。此外，通常来说，年龄偏小或偏大，身材过胖或过瘦的，羊水过多，有糖尿病或高血压疾病史，初次怀孕或双胎孕妇更容易得妊高征。

“得了妊高征，尤其是在怀孕二十一二周时发病的孕妇，孩子很难存活，需要立即停止妊娠，否则对产妇心、肝、肺、脑等器官的损害很大。”路军丽建议这类孕妇在妊高征发病时一定要遵医嘱，发现不适，如恶心、难受、心慌、头晕都有可能是妊高征的症状，要及时就诊。这一次得了妊高征，下次不一定会得，所以“死守孩子不顾身子”的做法要不得，身体才是革命的本钱。

适当锻炼、注意营养，及时纠正贫血，能降低妊高征患病的风险，对妊高征的治疗也会有所帮助。

宫颈癌

遗传指数：★

对策：过度紧张要不得

尽管民间一直说宫颈癌和遗传关系密切，再加上之前香港明星梅艳芳和胞姐梅爱芳相继因为宫颈癌去世事件的激化，女性对宫颈癌的遗传倾向一直心存疑虑。但宫颈癌并非像乳腺癌和妊高征一样有明显的遗传倾向。

北京朝阳医院妇产科主任医师路军丽介绍，在年轻人中，宫颈癌主要是由于 HPV（人乳头瘤病毒）感染，一般来说，许多人的发病年龄在 50 岁以上，但一旦 HPV 感染后，病变速度将高出常人几十倍。发病年龄有二十来岁甚至更小的病例，这类人大多因为性伴侣过多、性生活开始得过早而发病。

当然，也有其他情况，比如，一名女性嫁给一名男性，而这名男性曾经的性伴侣患宫颈癌，那他就极可能为携带 HPV 病毒的中转站，把病毒“过”给自己的现任。此外，男性如果不太注重个人卫生，阴茎有不少包皮垢，同样会带来很多感染隐患。当然，宫颈癌发病的不仅是年轻人，也有六七十岁女性发病的案例，这种情况大多是由于其免疫功能降低，排除异常细胞的能力较差的缘故。

对于有患病风险的女性来说，最好的方法是改变自身的生活习惯，性生活时合理使用避孕套。女性到了 35 岁以后应定期做宫颈细胞学检查，及早发现癌前病变及早期癌，及时给予诊断和治疗，会有效预防宫颈癌的发生并降低其死亡率。

妇科肿瘤有先兆

王珂｜天津医科大学肿瘤医院妇科肿瘤科副主任医师

宫颈癌典型症状：宫颈接触性出血

阴道流血是宫颈癌的早期信号。早期多为接触性出血，发生在性生活或在妇科检查后；后期表现为不规则阴道流血。高危型人乳头瘤病毒 HPV 持续性感染（超过 2 年）是引起宫颈癌前病变和宫颈癌的基本原因，早年分娩、多产、性生活过早、有多位性伴侣等也是宫颈癌的危险因素。

出现上述症状后，建议到正规医院做宫颈基液细胞学检查（TCT）和人乳头瘤病毒 HPV 检查。规律妇科体检可以发现隐匿性宫颈病变。

子宫内膜癌典型症状：阴道不规则出血

子宫内膜癌主要表现为绝经后阴道不规则出血，量一般不多。尚未绝经者可表现为月经增多、经期延长或经期紊乱。另外，子宫内膜增厚不一定是恶性征兆，需做刮宫或宫腔镜检查取病理确诊。

需要注意的是，肥胖，高血压，不育，绝经延迟，长期使用雌激素、三苯氧胺或有雌激素增高疾病史，是子宫内膜癌的高危因素。

子宫平滑肌瘤典型症状：经血量增多及经期延长

经血量增多及经期延长多见于大的肌壁间肌瘤和黏膜下肌瘤者，这是因为肌瘤增大导致子宫内膜面积增大，从而影响子宫收缩和肌瘤周围血管。长期经血量增多可导致贫血、乏力，此时应及时进行手术治疗。

即使较小的肌瘤，B 超检查也可发现，因此建议定期体检，记录肌瘤的生长速度。若肌瘤快速增大，或绝经以后肌瘤不缩反长，要警惕癌变的可能，需及时切除。

卵巢癌典型症状：腹胀、食欲差、消化不良

持续并且逐渐加重的腹胀、食欲差、消化不良，要警惕卵巢癌的可能。绝经以后的女性发生上述症状一定要排除卵巢疾病。卵巢癌有一定的遗传倾向，直系亲属中有卵巢癌的患者，要提高预防意识。卵巢癌发病隐匿，70% 以上的患者就诊时已属晚期。早期发现和治疗可以极大地延长患者的生存期，但是 B 超和 CT 等影像学检查也较难发现早期患者。

建议联合 CA125、人附睾蛋白 4 等肿瘤标记物检查，可以降低漏诊卵巢癌的风险。

如果女性朋友出现了上述症状，一定要到正规医院进行规范检查和治疗。

妇科良药要用对

贺鹏｜健康时报驻北京医院特约记者

乌鸡白凤丸

对应病症：适用月经不调及白带问题

“妇科三大良药”的第一位可谓是鼎鼎大名，它就是乌鸡白凤丸。它是女人用来调理、治病的中成药，一代又一代的女人都这么说：肚子不舒服了，吃几丸乌鸡白凤丸；

白带多了、月经不调了，也吃上一两盒；要美容，每天吃两丸乌鸡白凤丸，效果比什么都明显。但事实果真如此吗？

乌鸡白凤丸是古书《济阴纲目》中大小乌鸡丸的加减方，已有百年历史。过去乌鸡很珍贵，只用于宫廷，如今乌鸡满地跑，才在百姓中广为使用。因为是成方，不论哪个厂家生产，其剂量都是固定的，可用于补气、养血、调经、止带、阴阳双补，使用范围很广；而恰恰正因为此，乌鸡白凤丸在治疗疾病方面针对性不强，也就是说，它并非妇科特效药。

例如，月经不调是妇科常见病，虽然多数人症状相似，但起因却不尽相同，对于气虚导致的月经不调，用补中益气丸治疗；对于阴虚内热、血热导致的月经不调，用两地汤治疗；对于肝热导致的月经不调，则用丹栀逍遥丸来治疗。三者均不用乌鸡白凤丸。

乌鸡白凤丸只有对由脾虚、气血、阴阳两虚导致的白带增多或月经量少疗效不错，而湿热、湿毒导致的白带增多服用此药反而会“火上浇油”。当身体出了问题，一定要到正规医院请中医师诊断后，正确制订用药方案。

坤宝丸

对应病症：更年期综合征

坤宝丸是被称为“更年期女性之宝”的中成药。它是根据北京中医医院临床协定处方研制的成药，主治妇女更年期综合征。

中医认为，女性的肝肾气血，从42岁就开始逐渐衰退，到50岁左右就处于衰弱的状态了。这一阶段就是所谓的更年期，会出现潮热盗汗、失眠健忘、面部色斑、烦躁易怒、多疑焦虑、月经不调、肥胖喘闷、阴部瘙痒、性欲减退、肢体浮肿等症状。

更年期既然是一个自然的生命过程，那么就不难通过调节机体来顺利地度过。但如果不重视，或者在这一阶段不注意治疗和保养，往往可能引起青光眼、白内障、脑萎缩等病症。

坤宝丸是针对女性更年期的形成原因和症状特点配伍而成的一种纯中药制剂，主要治疗由肝肾不足引起的更年期综合征的各种症状，有一定的养生保健作用。

逍遥丸

对应病症：乳腺增生等肝郁问题

“妇科三大良药”的最后一个，就是有着悠久历史的中成药——逍遥丸。它在中成药里属妇科类药，出自于宋代《太平惠民和剂局方》，由柴胡、当归、白芍、白术、茯苓、甘草、薄荷、生姜等药物组成，具有疏肝解郁、理血调经的功效。

因为女性更容易出现肝郁，以及由此引发的一系列问题，如现代医学诊断的慢性肝炎、慢性胃炎、胸膜炎、神经官能症、经前期综合征、更年期综合征、慢性感染性疾病之低热、乳腺小叶增生、月经不调等，均可在辨证后使用逍遥丸。

但是在服逍遥丸治疗期间，要忌食辛辣、生冷之物。并且一定不能让孕妇服用。在逍遥丸方剂中加入了牡丹皮和栀子二味中药，则变为加味逍遥丸，除具有逍遥丸的舒肝解郁、健脾和中的功效，还具有清肝热、和营血的功能，常用于治疗心肾不交、怔忡不宁、面赤咽干、月经不调、小腹作痛、小便涩痛及内热烦渴等症。逍遥丸和加味逍遥丸就如同一对好姐妹，在临床上各有侧重，使用时不可不辨。

妇科病的精准化医疗

2015 年 6 月，“红房子论坛暨第三届复旦大学附属妇产科医院国际妇产科高峰论坛”在上海成功举办，40 多位著名的妇产科专家教授云集一堂热议精准化医疗，明确了一些疑难杂症的治疗方向。

妊娠滋养细胞肿瘤：可治愈却易误诊

鹿欣｜复旦大学附属妇产科医院主任医师、教授

葡萄胎清宫以后，甚至是自然流产、宫外孕或足月产后，阴道一直在流血，HCG 却始终降不下来？肺部有肿瘤，一直在咳嗽咯血却治不好？鹿欣教授提醒大家，这种情

况要警惕妊娠滋养细胞肿瘤。“妊娠滋养细胞肿瘤是一组特殊的疾病，来源于多种多样的滋养细胞的异常增生，它既是妇科肿瘤里唯一可被治愈的实体肿瘤，临床上却也容易被误诊。”鹿欣教授介绍。

近年来，前来复旦大学附属妇产科医院就诊的新发病例人数越来越多，却不是人人都熟悉它。主要特点就是 HCG 没其他来由地持续处于高位。而且这个肿瘤以出血为主，很容易被当作宫内妊娠流产或宫外孕；它也很容易随血液转移到肺、肝、脑，所以常常被视作原发的肺癌、肝癌，手术后治愈率不高。但一旦被诊断为妊娠滋养细胞肿瘤，“一般不需要手术，只要规范化疗，就有 90% 以上的患者能够被治愈”。

因此，鹿欣教授提醒大家，如果遇到以出血为主的问题，HCG 又持续不明原因地升高，应该高度怀疑是妊娠滋养细胞肿瘤，此时查胸部 CT 或者多发转移时使用 PET 均可鉴别诊断，多数不需要病理切片确诊，根据病史就能明确。在化疗后，仍有 83% 患者可以怀孕、正常生育，前提是全程规范化诊治，包括巩固 2 ~ 3 个疗程的化疗。

妇科肿瘤微创切除还要保生育

华克勤｜复旦大学附属妇产科医院主任医师、教授

威胁女性健康最重要的是女性生殖系统恶性肿瘤，而这些肿瘤的治疗往往以手术为主。之前，妇产科专家们往往在手术切干净、提高生存率方面下功夫。比如从开腹手术到腹腔镜，从 3D 腹腔镜到 360 度全视野的机器人手术，医务人员一直在挑战着各种手术极限。华克勤教授介绍，现在提高精准度的治疗将更进一步，尝试在尽可能切除肿瘤与保存身体正常组织中实现最大平衡。

会议中，华克勤教授提到，对于宫颈癌患者，子宫切除和盆腔淋巴结清扫术一直是治疗早期宫颈癌的标准。但近年来随着人群疾病谱的变化，有生育需求的年轻患者比例上升，华克勤教授尝试着探索既考虑患者的生育需求又要防止术后肿瘤复发的诊疗策略，保留子宫体的根治性宫颈切除术是一种有效的策略，但实施的前提是对宫颈肿瘤细胞的精准定位和对转移风险的有效评估。

现在复旦大学附属妇产科医院是全国腹腔镜手术做得最多的单位之一，是上海能开展全部妇科四级腹腔镜手术的单位。80% 的宫颈癌、90% 的子宫内膜癌都可采取腹腔镜微创手术治疗。